柳少逸 肾病研究发微

柳少逸 著

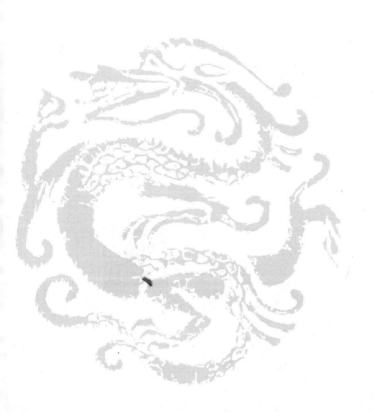

 中国健康传媒集团
中国医药科技出版社

内 容 提 要

　　本书是作者通过多年临床经验对中医肾病治疗经验的整理、总结和研究，如三焦辨证与水肿病的证治，经方麻黄剂、桂枝茯苓丸、柴苓汤、附子半夏汤、麻黄连翘赤小豆汤等在肾病治疗中的应用等。书中还介绍了作者的老师和父亲的一些临床经验，如防己在肾病中的应用、化裁经方治水肿、五皮胃苓汤治浮肿、加味栀子柏皮汤治尿血、新方萆薢分清饮治尿浊、桑蛸骨脂汤的临床应用等。全书突出中医辨证论治思想的精髓，对中医治疗肾病的深入研究具有很好的参考与借鉴作用。本书适合相关专业的临床医生和医学生参考阅读。

图书在版编目（CIP）数据

肾病研究发微 / 柳少逸著 . — 北京：中国医药科技出版社，2023.5
ISBN 978-7-5214-3917-5

Ⅰ . ①肾… Ⅱ . ①柳… Ⅲ . ①肾病（中医）—中医治疗法—研究
Ⅳ . ① R256.5

中国国家版本馆 CIP 数据核字（2023）第 083729 号

美术编辑　　陈君杞
版式设计　　也　在

出版　**中国健康传媒集团**｜中国医药科技出版社
地址　北京市海淀区文慧园北路甲 22 号
邮编　100082
电话　发行：010-62227427　邮购：010-62236938
网址　www.cmstp.com
规格　710×1000mm $\frac{1}{16}$
印张　12 $\frac{3}{4}$
字数　209 千字
版次　2023 年 5 月第 1 版
印次　2023 年 5 月第 1 次印刷
印刷　三河市万龙印装有限公司
经销　全国各地新华书店
书号　ISBN 978-7-5214-3917-5
定价　**49.00** 元

获取新书信息、投稿、为图书纠错，请扫码联系我们。

序

中医药是中国古代科学的瑰宝，也是打开中华文明宝库的钥匙，因此我们要把中医药这一祖先留下来的宝贵财富继承好、发展好、利用好。中医药工作者必须不忘初心、牢记使命，担起传承、发展中医药事业的时代重任，为造福人类健康做出贡献。

"根之茂者其实遂，膏之沃者其光晔"。传承，是中医药自身发展规律所依存的核心。毋庸置疑，在当前及今后的一段时期，传承是中医药学术进步的前提，传承是中医药事业发展的源泉。鉴于此，"柳少逸中医传承工作室"应运而生，旨在契合并服务中医药学术的传承和发展。

柳少逸，著名中医专家，习医既有家传师授，又得院校培养，临证五十余年，经验与感悟颇多，学术造诣深邃。他将自己长期以来形成的学术思想、厚积的临床经验、感悟的用方（药）体会、总结的医案医话，著书立说。以其深厚的中医学理论基础和丰富的临床经验，及其传承轨迹，被业界称为"柳氏医学流派"集大成者。

柳老医学研究颇丰、造诣颇深，很早就涉及肾病方面的研究，是山东省中医药学会肾病专业委员会德高望重的老委员，自首届任职至今，已整整三十载。在其父、其师丰富临床经验的基础上，传承医经学派，"读仲景之书察其理，辨后世之方而明其用"，荟萃众家之长，将历年来关于肾病研究的27篇文章汇集成《肾病研究发微》，以期裨益后学者。

"天下之至重惟命，慎思之，不尚名医；医理之极微务精，博学之，当为明医"。柳老为人敦厚，处世低调；不但医术高超，而且医德高尚；几十年如

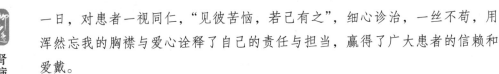

一日，对患者一视同仁，"见彼苦恼，若己有之"，细心诊治，一丝不苟，用浑然忘我的胸襟与爱心诠释了自己的责任与担当，赢得了广大患者的信赖和爱戴。

柳老幼承庭训，长有师承，兼习律吕、历法、数术及诸子之学。他满腹经纶，中医学和古典文学底蕴深厚，言谈举止中透出一种儒雅、睿智、潇洒，并且治学严谨，"根朝下扎，树往上长"是对其非常形象的比喻。

医之成，悟也。悟性是学医之人的必备素质，它磨炼的是医者对病症的感知力、思考力和洞察力，每一位名医、大家都有从感悟、领悟、顿悟、渐悟至彻悟的过程。《肾病研究发微》发问题之宗旨，感现象之根源，植根传统文化，阐发医经学派，每一篇论述都凝聚着他的心血和智慧。书中所辑之方，多化裁经方，示人"以古方为规矩，合今病之变通"，每一个药方，都是柳老五十多年临床的相宜之药，其辨证论治的脉络、君臣佐使的配伍充分体现了对生命健康的深邃思考和深刻感悟，研习其中的玄机要妙，可以对中医肾病研究以启迪和思考。

山东中医药学会肾病专业委员会主任委员
山东中医药大学教授、博士生导师
张法荣
2023 年 2 月

前　言

胶东柳氏医学流派（简称"柳氏医派"），从 20 世纪 20 年代末开始，到 20 世纪 50 年代中期，形成了一系列学术思想和临床经验，初步构建起学术框架和学术特色，家父吉忱公为医派创始人。经过 20 世纪 60 年代至 70 年代的传承发展，再到 20 世纪 80 年代中期至 90 年代，柳氏医派的理论体系和临床实践方法体系更加完善，提出了一系列的中医学新理论、新命题、新范畴。诸如中国象数医学体系、内伤性疾病病机四论体系、太极思维临床辨证论治体系、中医复健医学体系和临床方证立论法式应用体系等，使柳氏医派的学术思想和临床经验提升到一个新的高度，而如何传承则成为一个值得深思的课题。

家父吉忱公师从清末贡生儒医李兰逊先生，从而成为栖邑济生堂传人，并形成了吉忱公世医的学术架构，体现了吉忱公儒医济世活人、大医精诚的医训。吉忱公是我一生的老师，因得以师承之，故尽得济生堂之术及吉忱公之衣钵，尤其是"神读""心悟"之功法及"成不成之功，完难完之业"之修为。蒙师牟永昌公师从其父清末秀才儒医牟熙光公，我又为永昌公唯一的传人，故又得栖邑丰裕堂之医术。我通过学研二公之术，而有《柳吉忱诊籍纂论》《牟永昌诊籍纂论》出版发行；其后又整理了吉忱公的医学讲稿，而有《柳吉忱中医四部经典讲稿》(内经、伤寒论、本草经、温病学讲稿)付梓。我得以传承家父、蒙师之术，此即《素问》"令言而可知，视而可见，扪而可得，令验于已而发蒙解惑"之谓也；其后又得学师陈维辉先生"中国数术学"之要，得以建立"中国象数医学理论体系"。于是"三源汇流"，得以继承之、拓展之，且多有续焰之作。

　　明末清初思想家、教育家颜元有云:"讲之功有限,习之功无已。"此即俗语"师父领进门,修炼在个人"之谓也。孟子有"人之患在好为人师"之诫,故我作为师者,也深感自己不足以为人师。然《三字经》一句"养不教,父之过;教不严,师之惰",又促使我于2018年建立了"柳少逸中医传承工作室"。在此期间,我回忆从医往事,并记述之,于是编写了《柳少逸师承纪事》一书,以供学生们在师承中借鉴。工作室的学生除了临床侍诊外,尚有写读书笔记、临床心得、病历分析等课程。为了提高学生们的学术水平,我还定期举办学术讲座。继2017年"柳氏广意派小儿推拿术"被柳氏医派发源地栖霞市纳入非物质文化遗产(简称"非遗")传承保护后,2020年,"胶东柳氏医学流派""五运六气柳氏学派""中国象数医学""柳氏医经学派推拿术""柳氏医经学派针灸术""柳氏广意派小儿推拿术"等六项技术或理论体系,被莱阳市政府纳入"非遗"传承保护名录。同年,"柳氏广意派小儿推拿术"被纳入山东省"齐鲁医派中医药特色技术推广项目","推动胶东柳氏医学流派传承创新发展""深入挖掘并整理推广柳氏广意派小儿推拿中医药特色技术"被列入烟台市卫生健康事业2020年工作要点。2021年,"柳氏广意派小儿推拿合柳氏膏滋方治疗儿童脑瘫"入选"山东省中医药特色技术库","胶东柳氏医学流派学术思想及其传承方式研究"纳入"山东省中医药科技项目立项名单"。这些成果使柳氏医派的学术传承提升了新的高度,并赋予了新的使命和责任,而我也感受到了一种任重道远的担当。于是我将历年的学术论文,除入选《柳少逸医论医话选》外,又分别以专题汇编了《肾病研究发微》《经络研究发微》《象数医学研究发微》三册;余者随同我历年所做的国学讲记、名医评说、序及跋语,汇编成《柳少逸讲习笔录》。若说国学讲记是我做"人师"的笔录,而余者则是我为"经师"的话语了。若说《柳少逸讲习笔录》是我"所传"的医事笔记,那么《柳少逸师承纪事》则是我"所承"的医事实录。这些所集或"医话",或"发微",或"纪事",或"笔录",我名之曰"小册子",旨在帮助学生们学习得法、传承有序,此亦"令验于己而发蒙解惑"之谓也。若学生们学有所成,我此番之耕耘也算有所获了。

　　今值《肾病研究发微》得以出版发行,以寄我对家父吉忱公、蒙师牟昌公、学师陈维辉公的无限思念。

柳少逸

2023年2月

目　录

论三焦辨证与水肿病的证治

概说：三焦为五脏六腑的重要组成部分，然而大、中专教材《中医诊断学》中，"脏腑辨证"一节未见"三焦辨证"（广义）的内容，而是由热病辨证衍生出的三焦辨证（狭义）而替代，这易让人们产生此即广义三焦辨证的误解。本文先从三焦在脏腑经络中的地位为切入点，继而从"三焦者，决渎之官，水道出焉"谈三焦辨证在水肿病证治中的应用。

《史记·扁鹊仓公列传》中仓公淳于意在回答皇上医家诊病的要点时，云："故圣人为之脉法，以起度量，立规矩，悬权衡，案绳墨，调阴阳，别人之脉各名之，与天地相应，参合于人，故乃别百病以异之。"其中"圣人脉法"，即诊法，是指扁鹊的诊病技术。《左传》中尚有"扁鹊虽言若是，然必审诊，起度量，立规矩，称权衡，合色脉表里有余不足顺逆之法，参以人动静与息相应，乃可以论"的论述。由此可知，扁鹊医学具有四诊合参、辨证论治的学术特点，此乃关于辨证论治最早的文献资料。辨证是在四诊、八纲的基础上，把疾病过程中具有规律性的一系列证候，系统地进行叙述作为识别疾病、探求病因、审查病机、确定病位和疾病发展趋势的一种诊断方法。因此，辨证论治是中医学有别于其他医学的一大重要学术特色。从而在《中医诊断学》中，"辨证"为一重大章节。

三焦作为五脏六腑中的重要脏器之一，只在《中医诊断学》"经络辨证"一章中有"手少阳三焦经病证"的内容，而无"三焦辨证"的内容。对热病的辨证，书中继"六经辨证""卫气营血辨证"之后，有"三焦辨证"一节。此处的三焦辨证，是清代吴鞠通在《温病条辨》中用以论治温病的辨证方法。它是依据《黄帝内经》关于三焦所属部位的概念，将人体躯干所隶属的脏腑划分为上、中、下三部分，即从咽喉至胸膈属上焦，脘腹属中焦，少腹及二阴属下焦。其是在《伤寒论》六经分证及叶天士卫气营血分证的基础上，结合温病的传变特点而总结出来的。因此，吴氏之三焦辨证结合运用了卫气营血的理论，着重阐述了三焦所属脏腑在温病过程中的病理变化、证候特点及其传变。由此可见，书中吴氏的"三焦辨证"，是在《黄帝内经》三焦所属部位概念的基础上，衍生出的一种热病辨证模式，当属狭义的"三焦辨证"范畴，本文试以水肿病的证治为例，谈一下广义"三焦辨证"在脏腑辨证中的地位。

一、从"三焦者，人之三元之气也，三焦通则内外左右上下皆通"论三焦在脏腑经络中的地位

《素问·阴阳离合论》云："太阳为开，阳明为合，少阳为枢；太阴为开，厥阴为合，少阴为枢。"太阳主表，敷布阳气卫于外，故为开；阳明主里，受纳阳气以援内脏，故为合；少阳居于半表半里之间，转枢内外，故为枢。太阳之开，阳明之合，全赖少阳之枢。故足太阳膀胱得此枢而水道通调，手太阳小肠得此枢而食物变化，能通能变谓之开；足阳明胃得此枢而阳气含纳，手阳明大肠得此枢而阳气收藏，能纳能收谓之合。因太阴施布阴气以灌四周，故为开；厥阴受纳阴气以归于内，故为合；少阴为心肾，心藏神、肾藏精，心与肾合则交泰，离则两伤，故少阴为性命之枢。太阴之开，厥阴之合，全赖少阴之枢。故足太阴脾得此枢而运化精微以升于上，手太阴肺得此枢而水精四布以降于下，能升能降谓之开；足厥阴肝得此枢而阴血赖以藏，手厥阴心包络得此枢阴血赖以生，能藏能生谓之合。故开者所以司动静之基，合者所以执禁锢之权，枢者所以主转动之微。

阴阳互根，阴阳之根同于肾。肾中元阳，又称命门之火，且为少阳相火之源，故少阳之根出于肾，《灵枢·本输》有"少阳属肾"之说。元阳闭藏即是少阴，元阳活动即是少阳。一静一动，一体一用，体之枢在少阴，用之枢在少阳。元阳为全身动力的根源，《难经》称元阳"为五脏六腑之本，十二经脉之根，呼吸之门，三焦之源"。《慎斋遗书》认为，"枢机有二，一者两肾中间一阳藏处，命门是也"，为"人身之枢也"。

人体开合、升降、出入之枢，不动在少阴，动在少阳，故《黄帝内经》有"凡十一脏取决于胆也""胆者，中正之官，决断出焉"之说。少阳内联三

阴，外出二阳，为入病之门户、出病之道路。少阳在足为胆，脏腑活动均听从胆的决断；在手为三焦，三焦分属胸腹，是水谷出入的道路，其经脉布膻中，散络于心包，总司人的气化活动。三焦主少阳相火，导引命门原气和胃气分布周身：上焦心肺一气一血，赖宗气之敷布；下焦肝肾一泄一藏，赖元气之蒸腾；中焦脾胃一升一降，赖中气之转输。故《难经》称三焦为"原气之别使，主持诸气""水谷之道路，气之所始终"。《中藏经》称："三焦者，人之三元之气也，三焦通则内外左右上下皆通也，其于周身灌体，和内调外，营左养右，导上宣下，莫大于此。"因胆司决断，三焦通达，关键是阳动。故《慎斋遗书》云："少阴肾，天一所生，为三阴初入之处。少阴者，阴之枢也。由少阴而入，则为厥阴；由厥阴而进，则为太阴。太阴，阴之至也。阴极而阳生，阳之初生而始发，则从胆，胆为转阴至阳之地，为少阳，是阳之枢也，由少阳而阳明，由阳明而太阳，太阳为阳之极，而又转入于阴，则少阴少阳，乃阴阳初入之枢，枢者如门户之枢也。阴必从阳，故三阴之出入，亦在少阳，阴之不利，由阳之不利，所以阴以阳为主也。"综上论述，当为广义"三焦辨证"之基原。

二、从"三焦者，决渎之官，水道出焉"谈三焦辨证在水肿病中的应用

《素问·灵兰秘典论》云："三焦者，决渎之官，水道出焉。"决，疏通之意；渎，即沟渠之形。决渎，即通调水道。鉴于三焦在经络属少阳，内联三阴，外联二阳，具有沟通水道、运行水液的作用，是水液升降出入的通路。全身水液是由肺、脾、胃、大肠、小肠、肾和膀胱等脏腑的协调作用下完成的。其特点是必须以三焦为通道，才能正常地升降出入。《灵枢·营卫生气》中的"上焦如雾""中焦如沤""下焦如渎"之说，概括了三焦是"脏腑之外，躯体之内，包罗诸脏，一腔之大腑也"。故三焦的功能在水液气化过程中具有重要的协调作用。

"肾主水液"主要是指肾中精气的蒸腾气化功能。肾主宰着整个水液运行的代谢活动。而三焦又主持诸气，总司全身的气机和气化，故三焦既是人体气化升降出入的通道，又是气化的场所。元气是人体的最根本之气，又根于肾，通过三焦而充沛于全身，故《难经·三十一难》有"三焦者，气之所终始也"之说，《难经·三十八难》有"原气之别焉。主持诸气"之说，《难

经·六十六难》有"三焦者，原气之别使也。主通行三气（宗气、营气、卫气），经历五脏六腑"之说。因此，整个水液气化过程是以"肾主水液"为核心，以三焦气化为内容构成的系统。

若三焦气化失司，临床上可有水肿、淋证、遗尿、消渴诸证。现就水肿一证，试论三焦辨证在临床中的运用。

1. 中焦主化与脾主为胃行其津液

《素问·水热穴论》云："肾者，胃之关也，关门不利，故聚水而从其类也。上下溢于皮肤，故为胕肿，胕肿者，聚水而生病也。"这说明胃阳不足，脾阳不振，"中焦主化"失司，"脾主为胃行其津液"功能障碍，以致水饮溢于肌肤，则为痰饮、水肿。

临床上，宗《金匮要略》之"病痰饮者，当以温药和之"法，若慢性肾小球肾炎（简称慢性肾炎）见眼睑浮肿及踝部水肿者，可予以苓桂术甘汤（《金匮要略》：茯苓、桂枝、白术、甘草），或防己茯苓汤（《金匮要略》：防己、甘草、白术、黄芪、大枣、生姜），或肾气丸（《金匮要略》：地黄、山茱萸、山药、泽泻、茯苓、牡丹皮、桂枝、附子）而化裁调之，以冀气化而水行。

若水肿伴恶心、呕吐者，为脾虚运化无力，可予小半夏加茯苓汤（《金匮要略》：半夏、生姜、茯苓）加味，以和胃止呕、引水下行。

若身肿腰以下为重，按之凹陷不起，伴有脘腹痞闷、纳呆便溏、小便不利者，为中阳不振、健运失司、中焦失化之重症，当予实脾饮（《济生方》：附子、半夏、白术、甘草、白扁豆、莲子肉、砂仁、薏苡仁），或加黄芪、桂枝以益气通阳，或加补骨脂、肉桂以温肾助阳而加强气化。

若遍体肿，胸脘痞闷，小便赤少，或大便秘结，苔黄腻，脉数者，为水饮之邪郁而化热、湿热壅滞三焦之象，宜予疏凿饮子（《世医得效方》：商陆、泽泻、赤小豆、椒目、木通、茯苓皮、大腹皮、槟榔、生姜、羌活、秦艽）以分利湿热；若大便秘结、腹满不减者，可合己椒苈黄丸（《金匮要略》：防己、椒目、葶苈、大黄）以助攻泻之力，而导邪下行。

2. 上焦主纳与肺主行水

《灵枢·决气》云："上焦开发，宣五谷味、熏肤、充身、泽毛，若雾露之溉，是谓气。"肺具有宣发卫气、散布精微的作用。

若风邪犯肺，肺之宣发卫气、调节腠理开合功能失司，毛窍闭塞不能将气化后的残余水液化为汗液排出体外，若见眼睑浮肿、恶寒发热、小便不利者，当以风水论治，予以越婢汤（《金匮要略》：麻黄、石膏、生姜、大枣、甘草）化裁。若肺失宣降，不能通调水道、下输膀胱而伴全身浮肿者，当以疏风清热、宣肺行水之法，予越婢加术汤（《金匮要略》：越婢汤加白术）化裁。

若风邪犯肺，肺失宣发肃降，三焦气化受阻，而兼见小便不利、舌红苔黄、脉数者，为外有表邪、内有里热之证，治宜予表里双解之剂，以麻黄连翘赤小豆汤（《伤寒论》：麻黄、连翘、杏仁、赤小豆、大枣、生梓白皮、生姜、甘草）化裁，以冀解表散邪、清热利水之功。

肺开窍于鼻，鼻与咽相通而连于肺，故鼻与咽为肺之门户，又有"鼻为肺之窍""咽为肺之门户"之说，外邪袭肺，多从口鼻而入，故风邪犯肺，有郁久化热之势，若见咽喉肿痛者，治宜予宣肺解毒、清咽消肿之剂，以麻黄连翘赤小豆汤合五味消毒饮（《医宗金鉴》：金银花、野菊花、公英、紫花地丁、紫背天葵）化裁。

《金匮要略》云："水之为病，脉沉小，属少阴。"水肿病患者，脉沉小与少阴肾有关，属"正水"范畴，多为肾阳不足，上焦主纳和肺主行气功能受损而致，临床多见初起眼睑浮肿、继则全身肿胀、按之有凹陷、大便软、小便少、脉沉小。故宗《金匮要略》"腰以上肿宜发汗"之旨，当顾及肾阳，治宜用麻黄附子汤（《金匮要略》：麻黄、甘草、附子）加味以温经发汗。

3. 下焦主出与肾主水液

"肾主水液"是指肾脏具有主持全身水液气化、调节体内水液运行呈有序稳态的作用，故又称为肾的气化作用。"下焦主出"是"肾主水液"功能的组成部分，属于狭义"肾主水液"的功能，即被脏腑组织利用后的水液，以三焦为通道而归肾，经肾的气化作用分为清、浊两部分，清者再经三焦通道上升，归于肺而散于全身；浊者变成尿液，下输膀胱，从尿道排出体外。如此循环往复，以维持人体水液气化功能的正常。

若见面浮身肿、腰以下尤著、按之凹陷不起、肢体沉重、四肢厥冷、尿少、舌质淡胖、白苔、脉小或沉迟无力者，为肾气衰微、阳不化气之证，则宗《金匮要略》"诸有水者，腰以下肿，当利小便"之法，治宜予温肾助阳、化气行水之剂，以济生肾气丸（《济生方》：地黄、山药、山萸肉、牡丹皮、茯苓、泽泻、炮附子、桂枝、牛膝、车前子）合真武汤（《伤寒论》：炮附子、白术、茯苓、芍药、生姜）化裁。

若病延日久，肾阳久衰，阳损及阴，而出现以肾阴虚为主的病证时，临证以水肿反复发作、神疲心烦、腰酸遗精、舌红、脉细弱为辨证要点，治宜滋肾益阴，兼利水之法，予以左归丸（《景岳全书》：熟地黄、山萸肉、枸杞子、山药、菟丝子、川牛膝、鹿角胶、龟甲胶）合猪苓汤（《金匮要略》：猪苓、茯苓、阿胶、滑石、泽泻）化裁。若肾阴久亏，水不涵木，而致肝肾阴虚、肝阳上亢，以浮肿肢颤、眩晕、头痛为辨证要点者，治当育阴潜阳、化气行水，予以左归丸合三甲复脉汤（《温病条辨》：炙甘草、干地黄、生白芍、麦冬、阿胶、生牡蛎、生鳖甲、生龟板）化裁。

若肾气虚极，中阳衰败，浊阴不降，而见神倦欲睡、恶心呕吐，甚则口有尿味者，治宜温阳化气、解毒降浊，予以附子泻心汤（《伤寒论》：附子、黄连、黄芩、大黄）合小半夏加茯苓汤化裁。方中附子与半夏相伍，功在温阳化饮、建中化痰，不存在"乌头反半夏"的用药禁忌（笔者有《对乌头反半夏的再认识》一文，曾刊于《中医药导报》2000 年 12 期）。

腰为肾之外府，若肾病日久，肾络瘀阻，而见腰痛、水肿诸证者，治当活血通络、渗湿利水，予以当归芍药散（《金匮要略》：当归、芍药、川芎、茯苓、白术、泽泻）加味，或桂枝茯苓丸（《金匮要略》：桂枝、茯苓、牡丹皮、芍药、桃仁）加味治之。

4. 三焦气化与水道出焉

《中藏经》云："三焦者……总领五脏六腑，营卫经络，内外上下左右之气，三焦通，则内外上下皆通也，其于周身灌体，和调内外，营左养右，导上宣下，莫大于此者也。"此即三焦在经络上属少阳，内联三阴，外联二阳，为入病之道路、出病之门户，且"三焦者，决渎之官，水道出焉"，又为"水谷之道路也"，故水液气化过程中，三焦具有重要的协调作用，称为"三焦气化"。

若水湿之邪浸渍肌肤，郁于少阳，致少阳枢机不利，三焦气化失司，水道壅滞，而见往来寒热、胸胁苦满、心烦喜呕、小便不利、肢体浮肿者，治宜调达枢机、化气利湿，予以柴苓汤（《沈氏尊生书》：小柴胡汤合五苓散）

化裁。

　　若水湿之邪浸渍肌肤，三焦气化壅滞，以致全身浮肿不退、小便短少、肢体沉重、胸闷脘痞、泛恶、苔白腻、脉沉者，治宜健脾化湿、通阳利水，予以五皮饮（《华氏中藏经》：生姜皮、桑白皮、陈皮、大腹皮、茯苓皮）合胃苓汤（《丹溪心法》：苍术、厚朴、陈皮、甘草、生姜、大枣、桂枝、白术、泽泻、茯苓、猪苓）化裁。

经方麻黄剂在肾病治疗中的应用

概说：经典著作中的方剂称为经方，泛指秦汉时期及其前期医学著作所载之方剂。目前所言经方者，系指汉代张仲景的《伤寒杂病论》一书中所载之方，包括《伤寒论》113方，《金匮要略》262方。其之所以被称为经方，是因其充分体现了治疗八法，奠定了方以法立、法以方现、方证结合、组方不拘一格、随证论治的辨证论治体系。并且经方在临床应用上尚有方简力宏、效显力专的特点，故晋人称为"仲景垂妙于定方"，认为仲景方为"众法之宗，群方之祖"。仲景方在不同的历史时期均保持着旺盛的生命力，具有不朽的临床实践价值。晋唐之后，对经方采取灵活运用常为医家所崇尚，清代缪希雍则主张"师其意，变通之"。综观经方的历代研究与发展，现均已超出《伤寒杂病论》的应用范围，而用经方治疗现代医学疾病，以证与病的结合，为中医临床提供了广阔的空间，昭示了经方仍有其坚实的临床基础。笔者荟萃众家之长，结合家学师承，而有"经方在肾病中的应用"之验。鉴于造成肾病的病理因素，中医学认为有水饮、湿浊、瘀毒三种，并有发汗、利小便、通下三法，《伤寒杂病论》中则有麻黄剂、苓术剂、大黄剂之别。今以《经方麻黄剂在肾病治疗中的应用》为题，进行表述。

肾脏是人体生命的重要器官，现已知肾的生理功能是排泄代谢产物、调节体液、分泌内分泌激素，从而维持体内内环境稳定，以冀新陈代谢正常进行，这恰与中医"肾主水液"的理论相侔。若肾主水液及三焦气化功能失司，则导致体内水液潴留，泛滥肌肤，发为水肿。而中医的水肿又与西医的急慢性肾炎、肾病综合征所出现的水肿较为相近。

《素问·上古天真论》云："肾者主水，受五脏六腑之精而藏之。"《素问·逆调论》云："肾者水脏，主津液。"这说明肾中精气的气化功能，对于体内津液的输布和排泄、维持体内津液代谢具有重要的调节作用。《素问·经脉别论》云："饮入于胃，游溢精气，上输入脾，脾气散精，上归入肺，通调水道，下输膀胱，水精四布，五经并行。合于四时五脏阴阳，揆度以为常也。"这说明在正常的生理情况下，津液代谢是通过胃的摄入、脾的运化和转输、肺的宣散和肃降、肾的蒸腾气化，以三焦为通道，输布至全身的。经过代谢后的津液，则化为汗液、尿液和浊气排出体外。而肾中精气的蒸腾气化，实际上主宰着整个津液代谢的全过程，因为肺、脾等脏对津液的气化功能，均赖于肾中真元的蒸腾气化功能。

脾为胃行其津液，脾胃通过经脉一方面将津液"以灌四旁"和全身，另一方面将津液上输于肺，此即脾的散精功能。同时，小肠的泌别清浊功能，与尿液的量有极为密切的关系。《素问·灵兰秘典论》云："小肠居胃之下，受盛胃中水谷而分清浊，水液由此而归于后，脾气化而上升，小肠化而下降，故曰化物出焉。"由此可见，小肠的泌别清浊功能是脾胃升降功能的具体表现。因此，饮入于胃，在中焦脾胃及小肠的作用下，将水中之精上输上焦达肺，并将水中之浊通过下焦而达肾，此即"中焦如沤""中焦主化"之意。

清中有清，清中有浊。肺主宣发和肃降，具有调节腠理、司开合之功。在肺主气、司开发的作用下，将清中之清（水中精微物质）外达肌表，"熏肌、充身、泽毛，若雾露之溉"，即"上焦如雾""上焦主纳"之意。而残余的水液或为浊气呼出体外，或化为汗液通过"玄府"排出体外。而清中之浊者，又在肺主肃降的作用下，通过三焦的通道而达肾，故又有"肺主水上之源"之说。

浊中有清，浊中有浊。通过三焦通道归肾之水，在肾阳的蒸腾气化作用下，将浊中之清通过三焦的通路，重新上输于肺。而浊中之浊，在肾的气化作用下，下输膀胱生成尿液。《素问·灵兰秘典论》云："膀胱者，州都之官，津液藏焉，化气则能出焉。"这说明膀胱的贮尿和排尿功能依赖肾的气化功能，所谓膀胱的气化，实际上是隶属于肾的蒸腾气化的。下焦残余的水液排出体外全赖于此，此即"下焦如渎"，"下焦主出"之意。

水分清浊。清者上升，浊者下降。清中有浊，浊中有清。这说明水液气化是一个复杂的生理过程，涉及多个脏腑的一系列生理功能。其反映了在人体水液运行全过程中，以"肾主水液"为核心、以三焦气化为内容构成了一个有条不紊的水液气化功能系统。

《灵枢·决气》云："上焦开发，宣五谷味、熏肌、充身、泽毛，若雾露之溉，是谓气。"这是指肺的宣发卫气、散布精微的作用。若外邪犯肺，肺之宣发卫气，调达肌腠开合功能失司，毛窍闭塞不能使气化后的津液化为汗液排出体外，则风水相搏，流溢肌肤，发为水肿，可见眼睑浮肿、恶寒发热、小便不利等，此乃上焦主纳、肺主宣降失司之表现。

其治疗当宗《素问·汤液醪醴论》之"平治于权衡，去宛陈莝""开鬼门，洁净府"，《金匮要略》之"腰以上肿，当发汗乃愈"为治疗大法。麻黄类方剂可宣肺利水，故在肾病中广泛应用。

一、麻黄在肾病治疗中的应用

麻黄，《神农本草经》以其根细长，取龙须之义而称为龙沙；《广雅》以其形似狗骨称为狗骨；《名医别录》以卑者、贱者，狗骨引申之义而云之卑相。《本草经考注》以"其色黄，其味麻"故名麻黄，然其茎之色黄，实乃药材久置后变黄。麻黄始载于《神农本草经》，被列为中品，历代本草皆有收录。原植物有草麻黄、木贼麻黄、中麻黄三种。

麻黄的成分主要为生物碱和挥发油。生物碱中主要成分是左旋麻黄碱（占总生物碱的 80%~85%），其次是伪麻黄碱。麻黄中的挥发油有发汗作用，而麻黄的发汗作用，有人认为是由于麻黄碱阻碍了汗腺导管对钠的重吸收，使汗液分泌增加所致，同时右旋伪麻黄碱有显著的利尿作用，这也是现代药理研究提示麻黄剂在肾病中广为应用的理论依据。

麻黄味辛、微苦，性温，归肺、膀胱经。《汤液本草》称麻黄"气味俱薄，阳也，升也。甘热纯阳无毒，手太阴之剂。入足太阳经，走于手少阴经、阳明经药"。其功效，《神农本草经》有"主中风、伤寒头痛，温疟。发表出汗，去邪热气，止咳逆上气，除寒热"的论述；《日华子本草》有"通九窍，调血脉，开毛孔皮肤，逐风""逐五脏邪气，退热、御山岚瘴气"的记载；《本草纲目》称其有"散赤目肿痛，水肿，风肿，产后血滞"的功效；《医林纂要》称其为"行水液，泻肺，降逆气，行彻肌表，故为足太阳经之药"。大凡用于属风水、小便不利之肾病者，麻黄能发汗宣肺、利尿消肿，故仲景麻黄类方剂在肾病治疗中有着坚实的理论基础。

二、麻黄汤及其类方在肾病治疗中的应用

1. 麻黄汤（《伤寒论》）

麻黄三两（去节），桂枝二两（去皮），甘草一两（炙），杏仁七十个（去皮尖）。上四味，以水九升，先煮麻黄，减二升，去上沫，纳诸药，煮取二升半，去滓，温服八合，覆取微似汗，不须啜粥。余如桂枝法将息。

麻黄汤具发汗解表、宣肺利尿之功。柯琴在《伤寒来苏集》中称其为"开表逐邪发汗之峻剂"；钱潢在《伤寒溯源集》中称其"气味轻薄，辛温发散肺经开鬼门之专药"。清代张隐庵的《伤寒论集注》云："麻黄气味苦温，主通阳气达于肌表，又肺主皮毛，配杏仁以利肺气而通毛窍，甘草和中而发散，桂枝解肌以达表，覆取微似汗出，膀胱之津液，随太阳之气运行肌表，由阳气之宣发；而后熏肤充身泽毛，若雾露之溉。"

麻黄汤原是为太阳伤寒证而设的方，多用于风寒感冒而兼咳喘者。但临床上，其也验用于泌尿系统疾病。笔者首见家父吉忱公于 20 世纪 60 年代治疗急性肾小球肾炎（简称急性肾炎）属风水者，弗明不解，请公释迷。公曰："可阅《外台秘要》有'治风水，身体面目浮肿，腰背牵引髀股不能，方用麻黄汤'之条。"其后尚见公用桂枝二越婢一汤、越婢加术汤、麻黄加术汤等麻黄汤类方治疗肾病，方悟此即"师其意，变而通之"之意也，于是启迪笔者对经方应用的重视，无独有偶，后见《国医论坛》有陈华治疗急性肾炎的报道：刘某，男，9 岁。患急性肾炎半月余，经西药治疗，病情仍不稳定。近 2 日诸症加重，脸面浮肿，喘咳无痰，心烦不宁，小便不利，阵阵恶寒，舌淡胖苔白腻，脉浮紧。证属风水，由风寒束表，肺失宣降，水道不通，水泛肌肤所致。方选麻黄汤加白茅根 10 克、蝉蜕 5 克以增强疏风利尿之功。煎服 2 剂后，小便通利，诸症减轻。续服 3 剂，诸症消失。后用四君子汤加生黄芪调理周余收功。追访 1 年，未复发。

现代实验研究表明，麻黄有发汗利尿作用，桂枝有扩张血管、促进发汗、解热镇痛的作用，二者配伍可增强发汗之功。杏仁中含苦杏仁苷，可使呼吸运动趋于安静而有镇咳平喘作用。而服麻黄汤后加以温覆又能使周身出汗。故而麻黄汤在肾病的临床应用中，多用于属中医水肿病之风水者，临证以眼睑浮肿，继则四肢及全身水肿，兼见恶寒、发热、肢节酸楚、小便不利、咳

喘、舌苔薄白、脉紧为诊断要点。

2. 桂枝二越婢一汤（《伤寒论》）

桂枝（去皮）、芍药、麻黄、甘草（炙）各十八铢，大枣四枚，生姜一两二铢，石膏二十四铢。上七味，以水五升，煮麻黄一二沸，去上沫，纳诸药，煮取二升，去滓。温服一升。

桂枝二越婢一汤原是为轻型太阳病"发热恶寒，热多寒少，脉微弱者"而设的方，功在微发其汗，兼清里热。方由桂枝汤与越婢汤以2∶1的用量合方。方中桂枝汤外解表邪，越婢汤发越郁热，为表里双解之剂。

现代药理研究表明，桂枝汤有解热、镇咳、镇静、镇痛、抗炎等作用。越婢汤有解热、抗菌、抗炎、利尿、祛痰、止咳作用。桂枝二越婢一汤为二方合力，临床上常用于急性肾炎、慢性肾炎或隐匿性肾炎急性发作。治疗急性肾炎可酌加蜂房、赤小豆、玉米须、白茅根；浮肿消退，正气未复，尿蛋白仍多者，可酌加黄芪、当归、蝉蜕、益母草等药。

本方临床用于急性肾炎及慢性肾炎急性发作多有报道。如王占玺在《伤寒论临床研究》一文中，用本方治疗1例小儿急性肾炎患者。患者症见发热，头及咽痛，腹部阵发性疼痛，继之身面俱肿，苔白腻，脉滑。检查：体温38.4℃，血压130/98mmH；血常规：白细胞计数16.5×10^9/L，中性粒细胞百分比78%，淋巴细胞百分比22%；尿常规：尿蛋白（++），白细胞2~5/高倍视野，红细胞5~10/高倍视野，颗粒管型0~1/高倍视野。经某医院住院治疗1个半月仍不愈。王氏以桂枝二越婢一汤加白术、杏仁、枸杞子治疗。每日1剂，7剂后，舌苔腻减轻；服14剂后，浮肿消失，尿蛋白转阴；继原方加减又服14剂善后。愈后随访复查3次尿常规，均无明显异常。

3. 麻黄连翘赤小豆汤（《伤寒论》）

麻黄二两（去节），连翘二两，杏仁（去皮尖）四十个，赤小豆一升，大枣十二枚，生梓白皮一升，生姜二两，甘草（炙）二两。上八味，以潦水一斗，先煮麻黄再沸，去上沫，纳诸药，煮取三升，去滓。分温三服，半日服尽。

麻黄连翘赤小豆汤原是为"伤寒，瘀热在里，身必黄"而设的方。方中麻黄、杏仁、生姜辛温宣发，解表散邪；连翘、赤小豆、生梓白皮苦寒清热；炙甘草、大枣甘平和中。诸药合用，为表里双解之剂。钱潢尚云："麻黄汤，麻黄、桂枝、杏仁、甘草也，皆开鬼门而泄汗，汗泄则肌肉腠理之郁热湿邪皆去。减桂枝不用者，恐助瘀热也……赤小豆除湿散热，下水肿而利小便……梓白皮性苦寒，能散湿热之邪。"由此可见，湿热蕴结之肾病水肿者可用之。

现代实验研究表明，麻黄中的伪麻黄碱有显著的利尿作用，麻黄中的挥发油可促进发汗，挥发油中所含的松油醇有解热作用，对流行性感冒（简称流感）病毒有抑制作用；连翘中含连翘酚、6,7-二甲基香豆素、齐墩果、甾醇，具有广泛的抗菌、抗炎及强力利尿作用；梓皮水溶性提取物有利尿作用。因而麻黄连翘赤小豆汤可用于急慢性肾炎、尿毒症、肝肾综合征及肝炎、急慢性胃炎、荨麻疹、玫瑰糠疹、湿疹、水痘、风湿病等多种疾病。笔者验于临床，曾于1975年以《麻黄连轺赤小豆汤治疗急性肾炎15例》为题，发表于《烟台医药通讯》。临证以肾病初起，面目浮肿，恶风或恶寒，咳嗽或气喘，或骨节疼痛，或口渴，或大便秘结，或小便不利，舌淡或红，苔白腻或黄腻，脉浮数或滑数为辨证要点，证属中医阳水、风水者皆可用之。该方较越婢加术汤收效尤捷，较疏凿饮子平稳而效宏。若慢性肾炎急性发作而有表证且卫阳不虚者，同样适用；无表证者，去麻黄；卫阳虚者，去麻黄，加黄芪。

《广西中医药》1980年第2期，陈峰有《麻黄连轺赤小豆汤加减治疗阳水44例临床小结》的报道，其中痊愈24例、显效12例、好转8例。另据《浙江中医杂志》1980年第四期的报道，黄建和用本方治疗急性肾炎12例，水肿在5~15天消退，尿常规于10~158天内恢复正常。其中11例痊愈、1例好转。岳美中先生以善用经方著称，严守仲景法度，在医林中享有"经方家"之称谓，在《岳美中医案集》中也有以本方治疗慢性肾炎的案例。

4.麻黄附子细辛汤（《伤寒论》）

麻黄（去节）二两，细辛二两，附子（炮，去皮，破八片）一枚。上三味，以水一斗，先煮麻黄减二升，去上沫，纳诸药，煮取三升，去滓。温服一升，日三服。

麻黄附子细辛汤原是为少阴病兼表证而设的方。方中麻黄解表邪，附子温肾阳，细辛气味辛温雄烈，佐附子以温经，佐麻黄以解表，三药合用，于温阳中促进解表，于温阳中不伤阳气，不失为治疗风寒仍在、水湿浸渍之阳水证的良剂。如《铁岭医药》1980年第1期，陆景田有《麻黄附子细辛汤合五苓散治疗急性肾炎的观察》的报道，10例患者均收到较好的疗效，并认为在治疗中要中病即止，防止过汗，指出体虚者应及时去麻黄、细辛，加黄芪、党参以固表益气。

现在在应用本方时，更应注意细辛的"中病即止"的问题。笔者在《木通、防己在中医肾病中的应用——兼论关木通、广防己致肾毒性的防治》一文中，阐述了关木通、广防己因含有马兜铃酸可致肾毒性反应，并提出了防治措施。对于美国食品和药品管理局（FDA）2000年5月16日发布的《FDA对产业界的有关马兜铃酸植物药物和食品的通告》中，提到可能混有马兜铃酸的植物药物（B类）有杜衡（福氏细辛）、北细辛、东北细辛、辽细辛、细辛、华细辛、汉城细辛、朝鲜细辛。而我国正品细辛的药源为马兜铃科植物辽细辛和华细辛，并且目前还没有这些药物含有马兜铃酸，以及杜衡等8种药材当作细辛使用的文献记载。现在应用麻黄附子细辛汤治疗肾病"慎用细辛，中病即止"，是指注意细辛药物本身的"药邪"，防止应用中草药不当而致肾毒性反应，医学界称之为中草药肾病（CHN），这种药源性致病因子又称为药邪或药毒。因此，在没有确定正品细辛及杜衡含有马兜铃酸之前，不要放弃应用细辛。

5. 麻黄附子甘草汤（《伤寒论》）

麻黄（去节）二两，甘草（炙）二两，附子（炮，去皮，破八片）一枚。上三味，以水七升，先煮麻黄一两沸，去上沫，纳诸药，煮取三升，去滓。温服一升，日三服。

6. 甘草麻黄汤（《金匮要略》）

甘草二两，麻黄四两。上二味，以水五升，先煮麻黄，去上沫，纳甘草，煮取三升，温服一升，重覆汗出，不汗，再服。慎风寒。

7. 麻黄附子汤（《金匮要略》）

麻黄三两，甘草二两，附子（炮）一枚。上三味，以水七升，先煮麻黄，去上沫，纳诸药，煮取二升半，温服八分，日三服。

麻黄附子甘草汤类同麻黄附子细辛汤，乃为伤寒少阴病兼表轻证而设的方。王晋三在《降雪园古方选注》中有"少阴无里证，欲发汗者，当以熟附固肾，不使麻黄深入肾经劫热为汗。更妙在甘草缓麻黄于中焦，取水谷之津液为汗，则内不伤阴，邪从表散，必无过汗亡阳之虑"的论述，可谓言简意赅之论。

《金匮要略》有"里水，越婢加术汤主之；甘草麻黄汤亦主之""水之为病，其脉沉小，属少阴；浮者为风，无水虚胀者，为气。水发其汗即已。脉沉者宜麻黄附子汤"的记载。麻黄附子汤与麻黄附子甘草汤药物组成相同，唯麻黄用量不同。甘草麻黄汤则比上述两方少附子一味。

《伤寒论方解·麻黄汤类》有"千金翼有麻黄汤，其药味与本方（指麻黄附子汤）全同，说能治'风湿水疾、身体面目肿，不仁而重''皮水用之良'。现在拿本方和甘草麻黄汤比较，只多附子一味。那么皮水见阳气不足证者，用本方自当有效"的论述。王琦等的《经方应用》中，载有任氏治一位水肿患者，全身浮肿，延医迭以真武汤与五苓散合用，浮肿不消。诊时脉沉细而弦、时有微恶风寒、舌苔薄白，知其为阳气郁于表、不得宣发之风水，故用麻黄附子甘草汤原方，经服两剂，汗出而水肿消退。

综上所述，麻黄附子甘草汤、麻黄附子汤、甘草麻黄汤对中医风水、皮水、里水之肾病者，有良好的消肿利水作用，并且多与五苓散配合使用。现代医学对其作用机制的认识基本与麻黄汤、麻黄附子细辛汤相似。

8. 麻黄升麻汤（《伤寒论》）

麻黄（去节）二两半，升麻一两一分，当归一两一分，知母十八铢，黄芩十八铢，玉竹十八铢，芍药六铢，天冬（去心）六铢，桂枝（去皮）六铢，茯苓六铢，甘草（炙）六铢，石膏（碎，绵裹）六铢，白术六铢，干姜六铢。上十四味，以水一斗，先煮麻黄一两沸，去上沫，纳诸药，煮取三升，去滓。分温三服。相去如炊三斗米顷，令尽。汗出愈。

麻黄升麻汤具发越郁阳、清上温下之功，原是为伤寒误下后，"寸脉沉而迟，手足厥逆，下部脉不利，咽喉不利，唾脓血，泄利不止者"之上热下寒、正虚阳郁证而设的方。王晋三认为，"麻黄升麻汤，方中升散、寒润、收缓、渗泄诸法具备。推其所重，在阴中升阳，故以麻黄升麻名其汤。石膏、黄芩、知母苦辛，清降上焦之津，芍药、天冬酸苦，收下焦之热，茯苓、甘草甘淡，以生胃津液，当归、白术、玉竹缓脾，以致津液。独是十味之药，虽有调和之致，不能提取阴分热邪，故以麻黄、升麻、桂枝、干姜开入阴分，与寒凉药从化其热，庶几在上之燥气除，在下之阴气坚，而厥阴错杂之邪可解"。

大凡急性肾炎而兼咽喉肿痛者，或肾病水肿，病程缠绵，反复不愈，正气日衰，复感外邪，或见发热恶寒，或见咽喉不利者，家父吉忱公每用此方加减而治之，疗效尚著。《河南中医》1986年第3期，肖文嫒在《时振声老师运用经方的经验》一文中，介绍了时氏治疗1例患者，因下肢浮肿，尿检查不正常17个月，以慢性肾炎入院。入院后经用健脾益肾之剂，治疗4个多月，病情好转。后因两度外感发热，致病情反复。其症见胸闷气喘，咳嗽痰多、色黄而黏、偶夹血丝，大便溏稀，手足欠温，下肢微肿，舌淡苔白腻，脉沉弦。治予本方加减，前后连复13剂而病情好转出院。

9. 麻黄加术汤 (《金匮要略》)

麻黄（去节）二两，桂枝（去皮）二两，甘草（炙）一两，杏仁（去皮尖）七十个，白术四两。上五味，以水九升，先煮麻黄，减二升，去上沫，纳诸药，煮取二升半，去滓，温服八合，覆取微似汗。

《金匮要略》以"湿家身烦疼，可与麻黄加术汤发其汗为宜，慎不可以火攻之"为麻黄加术汤的临床应用要点，故麻黄加术汤乃为寒湿在表之证而设的方。"身烦疼"乃由阳为湿遏所致，用麻黄加术汤提示本证必夹风寒，出现发热、恶寒、无汗之表实证。表证当从汗解，而湿邪又不宜过汗，故用麻黄汤加白术。麻黄得术，虽发汗而不致过汗；术得麻黄，必能行表里之湿。当是水肿病、湿病解表微出汗之良剂。

现代药理研究表明，麻黄加术汤中的麻黄、白术均有利尿、抑菌等作用，并且麻黄尚有发汗、解热、降温、抗变态反应等功效；白术尚能护肝、降血糖、扩张血管等。故该方广泛应用于现代医学多种疾病，如流感、上呼吸道感染、急性肾炎、风湿病、皮肤病等。大凡急性肾炎初起，发热恶寒、肢体浮肿、身重疼痛、小便不利、脉沉滑、舌淡苔白者，均可用之，以发汗消肿而痊愈。《浙江中医杂志》1964年第11期，陈沛嘉有《中西医合作以麻黄加术汤为主治疗小儿急性肾炎120例疗效观察》的报道，其中82例痊愈、23例显著进步、12例进步、3例无效，总有效率为97.5%；并指出药后患者多表现为小便增多、浮肿消退，提示方中赖以麻黄、桂枝、杏仁辛温发散宣肺之功，此即宣肺而"通调水道，下输膀胱"之意也。

10. 越婢汤（《金匮要略》）

麻黄六两，石膏半斤，生姜三两，大枣十五枚，甘草二两。上五味，以水六升，先煮麻黄，减二升，去上沫，纳诸药，煮取三升，分温三服。恶风者加附子一枚炮。风水加术四两。

越婢汤乃《金匮要略》为"风水恶风，一身悉肿，脉浮不渴，无大热"之风水夹热证而设的方。病在表，故有恶风表证，风遏水阻，泛溢肌肤，故一身悉肿。脉浮、口渴乃风邪有化热之机。风性疏散，故有续自汗出而无大热。对于越婢汤一方，王占玺在《张仲景药法研究》中指出，越婢汤为治风水之主方，也是治水肿病"开鬼门"的汗法应用较早的代表方之一，并称"越婢者，发越肌腠之津气而为汗，是一种凉解法，用于治疗风水客于肌表之阳水。方中以麻黄疏开肺气，以行皮毛之水为君；臣以生石膏之辛凉，清肺利水，且可使麻黄清热而防止汗出过多；佐以甘草配麻黄以扶中利水；使以生姜辛散，亦可用生姜皮，合石膏之辛凉，又可消肌间之肿。大枣与甘草合用，以和中焦脾胃之气。姜枣同用，调和营卫，使风水从皮毛而出，诸药合用，解表疏风，利水消肿，补肺气生津液，故为治风水之主方"。

本方由大青龙汤去桂枝、杏仁，或由麻杏石甘汤去杏仁、加姜枣而成。历代医家均认为其治咳喘之力虽不及上述二方，但消浮肿和利尿之功卓著。有云以其具有发越脾气之功而名之曰越婢汤，又云仲景此方得自越地之婢而名之。因方中主药麻黄的发汗、利尿、抗炎作用，石膏的解热作用，故对急慢性肾炎之外有表证、内有里热之水肿患者，具有表里双解、利水退肿之效。如王明五等在《北京中医》1985 年第 5 期以《经方治疗风水》为题介绍一例急性肾炎患者：史某，男，8 岁。1 个月前，继感冒高热数日后，全身出现浮肿。查尿常规：尿蛋白（++++），白细胞（+），颗粒管型 1~2/ 高倍视野。诊为"急性肾炎"。服西药治疗半月余不效。症见头面、四肢严重浮肿，眼睑肿势尤甚、形如卧蚕，发热汗出，恶风口渴，咳嗽气短，心烦溲赤，舌质红，苔薄黄，脉浮数，体温 39.5℃。证属风水泛滥，壅遏肌肤。治宜宣肺解表，通调水道。方用越婢汤加味（处方：麻黄 10 克，生石膏 20 克，炙甘草 6 克，生姜 4 片，大枣 4 枚，杏仁 10 克）。煎服 1 剂后，浮肿见消，咳嗽大减，仍汗出恶风，体温 38.5℃，尿蛋白（++），未见红细胞及管型，舌苔转白，脉浮缓。原方加苍术 8 克，3 剂后热退肿消，诸症悉除，尿常规正常，遂停药。追访年余，病未复发。

11. 越婢加术汤（《金匮要略》）

越婢加术汤为越婢汤加白术而成，乃为"里水者，一身面目黄肿，其脉沉，小便不利，故令病水。假如小便自利，此亡津液，故令渴"之证而设的方。方以越婢汤散肌肤之水，白术生津止渴。该方以其清热散风、调和营卫之功，常用于急性肾炎初期而见本方证者。常世安在《古方今鉴》中用治扁桃体炎继发急性肾炎的案例，均用越婢加术汤而痊愈。《河南中医》1984 年第4 期，杨培生有《越婢加术汤的临床应用》的报道，亦有运用该方治愈急性肾炎的案例。

12. 麻黄杏仁薏苡甘草汤（《金匮要略》）

麻黄（去节，汤泡）半两，甘草（炙）一两，薏苡仁半两，杏仁（去皮尖，炒）十个。上锉麻豆大，每服四钱匕，水盏半，煮八分，去滓，温服，有微汗，避风。

麻黄杏仁薏苡甘草汤乃仲景为风湿表证，"周身疼痛，无汗，微恶风寒，发热不甚，苔白腻，脉浮缓"之证而设的方，由麻黄汤去桂枝、加薏苡仁而成。《四川中医》1986 年第 10 期，有曹华勋用本方治愈急性肾炎的案例：患者面目、四肢浮肿，纳差，小便量少、色黄，舌苔薄白而润，脉微弦。尿常规：红细胞（＋），透明管型（＋＋），白细胞少许，尿蛋白（＋＋）。方用麻黄杏仁薏苡甘草汤加茯苓、益母草、陈皮治疗。经治半个月，诸症消失，尿常规未见明显异常。

13. 桂枝去芍药加麻黄细辛附子汤（《金匮要略》）

桂枝三两，生姜三两，甘草二两，大枣十二枚，麻黄二两，细辛二两，附子（炮）一枚。上七味，以水七升，煮麻黄，去上沫，纳诸药，煮取二升，分温三服，当汗出，如虫行皮中，即愈。

桂枝去芍药加麻黄细辛附子汤，在《金匮要略》中是为"阳虚阴凝，水饮不消，积留于心下，痞结如盘"之证而设的方。桂枝汤去芍药，是以芍药苦寒，非本证所宜，加麻黄细辛附子汤以温阳散寒、通利气机。诸药合用，通彻表里，以冀阳气通行，阴凝解散，水饮自消。

清代黄坤载在《金匮要略悬解》中，对本方有精辟的见解："气分清阳之位，而浊气痞塞，心下坚大如盘，边如旋杯，此下焦阴邪逆填阳位，必缘土败而水侮也。桂甘姜枣麻附细辛汤，甘草培其土虚，附子温其水寒，麻黄泄其滞气，姜桂细辛降其浊阴也。"宗于黄氏之说，家父吉忱公在急慢性肾小球肾炎，或急慢性肾功能衰竭之属阴水者，以此方加减化裁治之，每有显效。《新中医》1987 年第 4 期，胡国俊在《桂枝去芍药加麻黄细辛附子汤临床应用》一文中，介绍了运用本方治疗急性肾炎的案例：患者全身漫肿，头面微甚，舌淡、边有齿印，苔薄白，脉浮取无力、沉按细微。尿常规：蛋白（++++），红细胞（++），白细胞（+）。治疗予麻黄、附子、炙甘草各 6 克，桂枝、生姜各 10 克，细辛 2 克，大枣 3 枚，木贼 15 克，茯苓皮 30 克。服方 5 剂后，诸症大减，尿蛋白呈少量。遂于上方去木贼、细辛，加黄芪 30 克、白术 10 克，7 剂后，诸症悉除。

以上仅作引玉之举，意在充分发挥中医辨证论治体系的优势，学习、引申历代医家及现代医家在防治肾病中的成功经验，以期中医药防治肾病的临床研究有更大的发展。

桂枝茯苓丸治疗泌尿系结石及肾积水

桂枝茯苓丸为《金匮要略·妇人妊娠脉证并治》中治疗妇女宿有癥病，妊娠后血漏不止的方剂。原文有"妇人宿有癥病，经断未及三月，而得漏下不止，胎动在脐上者，为癥痼害。……所以血不止者，其癥不去故也，当下其癥，桂枝茯苓丸主之"的记载。笔者根据异病同治的原则，将桂枝茯苓丸用于石淋、石淋并发肾积水一证中，属于"气化无力，尿浊沉积成石"之病机的治疗，取得了疗程短、疗效明显的效果。现将典型医案介绍如下。

医案一： 潘某，男，60 岁，1982 年 11 月 20 日就诊。

主证：患者结石 6 年，右腰部绞痛 24 小时。曾因右肾结石于 6 年前在本院中医科住院 3 月余，因无结石排出而出院，出院后曾屡服中药，仍无明显疗效。笔者观其所服诸方皆以清热利湿为主，此次发病是于 24 小时前，晨起跑步时自觉腰部绞痛阵作，即在单位卫生室给予阿托品和哌替啶肌内注射后，疼痛稍缓。其后来本科求治，X 线片示右肾下极结石（大小约 0.5cm × 1.9cm），并右肾积水。

分析：患者老年男性，精神萎靡，面色无华，舌淡，故肾气必虚，虽口味酸臭、舌苔黄腻、脉滑数，但不应按单纯的"湿热内蕴煎熬成石"而施清热利湿、化石通淋之剂，而应按"气化无力，尿浊沉积，日久化热，湿热内蕴而石成"，施通阳化气、化瘀除石，兼以清利湿热之剂，方能奏效。故屡服清利湿热、化石通淋之剂，诸证未除。遂投桂枝茯苓丸合石韦散化裁。处方：桂枝 15 克，茯苓 15 克，赤芍 15 克，牡丹皮 15 克，桃仁 5 克，石韦 15 克，滑石 15 克，冬葵子 15 克，车前子 15 克，瞿麦 15 克，木通 10 克，甘草 10 克。水煎服，每日 2 次，1 剂分服，服后 20 分钟于原地跳跃 10 分钟。服药 22 剂後，排出 1 枚约花生仁大的咖啡色釉皮样结石，表面光滑明亮，再行X线片，提示石除水消，一切如常。

医案二：王某，男，21 岁，1985 年 8 月 22 日就诊。

主证：右下腹疼痛 3 小时。3 小时前，在地里劳动时突感右下腹疼痛难忍，并向大腿内侧放射，急来本院外科求治。X线片提示右输尿管下端结石（大小约 0.7cm×0.8cm）。因要求保守治疗，故转来中医科。来诊时，已无不适感。刻下症见精神不振，面色憔悴，头发无泽，形体较弱，动态自如，舌苔薄白，脉沉细弱。

分析：患者既无明显肾气不足之证，又无明显湿热证，根据年龄（20 岁左右），肾气生发，血气方刚，本应精力充沛、面色红黄明润、毛发光亮有泽、形壮体满、脉象和缓有力，但患者却精神不振、面色憔悴、头发无泽、脉细弱等，故证属肾气不足，气化无力，尿浊沉积成石。治宜通阳化气，除瘀化石。方予桂枝茯苓丸易汤加味治之。处方：桂枝 15 克，茯苓 15 克，牡丹皮 15 克，赤芍 15 克，桃仁 5 克，金钱草 30 克，海金沙 15 克，郁金 15 克，石韦 15 克，甘草 10 克。水煎服，每日 2 次，1 剂分服。服上药 18 剂后，排出大小约 0.6cm×0.7cm×0.8cm 的泥沙样结石。

医案三：王某，男，62 岁，1985 年 12 月 2 日就诊。

主证：右侧腰痛 1 天。患者 1 天前劳动时突感右侧腰部疼痛难忍，服止痛药无效，次日来我院外科就诊。X线片提示双肾下极结石（大小均为 0.2cm×0.3cm）。因求保守治疗，故转本科。转来时，右侧腰部稍有不适感，伴血尿，迫其病史，平素即有头晕、耳鸣、腰膝酸软无力、小便滴沥不尽等症，精神不振，面色晦暗，形体瘦弱，动态尚自如，脉沉，舌暗淡、边尖有瘀斑，苔白腻。

分析：本证具有肾气不足及血瘀，辨证要点比较明显。证属肾气不足，尿浊沉积，成石阻络。治宜通阳化气，消瘀除石。方予桂枝茯苓丸易汤加味治之。处方：桂枝、茯苓、牡丹皮、赤芍、桃仁、海金沙各 15 克，金钱草 30 克，牛膝 12 克，王不留行 12 克，路路通 12 克，甘草 10 克。水煎服，每日 2 次，1 剂分服。服上方 15 剂后，排出高粱米粒大之 3 粒泥沙样结石。

体会

"桂枝茯苓丸"一方曾被很多人理解为活血化瘀、化瘀除癥之剂，根据其组成，笔者认为本方除具有化瘀之用外，尚有通阳化气、扶正固本之效，且后者为其主要功效以治其本，前者以治其标。方中桂枝通阳化气，茯苓扶正固本，牡丹皮、桃仁、赤芍活血化瘀，诸药共用，使阳气通畅而瘀块得行，瘀祛又不伤正，故为治疗气化无力而致瘀积之良方。用量方面，应遵古训，诸药等量而用。

石淋一证，多为湿热蕴结煎熬所致，临床医者多投清利湿热之剂，但湿热从何而来，则少有人追询。笔者认为，肾气不足，气化无力，尿浊郁积，日久化热，是形成石淋证中湿热蕴结的主要原因。因结石瘀滞肾府，故肾络不通而腰痛，结石伤及肾络而尿血，因肾府被瘀，肾气愈伤，气化愈不及，水之下源不通，积于一肾而致肾积水。故临证千变万化，但皆因气化不利而致，故应用桂枝茯苓丸效果显著，诸证得除。

结石一证的病机虽多肾气不足，气化不利使尿浊结而成石，但临床不宜使用补肾气之金匮肾气丸、右归丸等，因既已成石，必然瘀滞已久，难免化热结湿，而内蕴湿热，服金匮肾气丸、右归丸等必助热恋邪，使湿热更甚，诸证愈烈，非通阳化气、祛瘀化石之品不行。

结石证多具血尿，有的医者见血尿则不敢通瘀行滞，岂不知本证的血尿与"所以血不止者，其癥不去故也，当下其癥，桂枝茯苓丸主之"是非常相似的，理应使石去肾安，血方止，否则是徒劳的。因而在应用桂枝茯苓丸治疗石淋时，所有具有血尿者，除甚者，笔者很少用止血之药，反而将通瘀之品增量，多能在短期内痛消血止。

通观石淋一证，除并发肾积水者，不难诊为"肾气不化"外，多数患者无明显肾气不足、湿热蕴积证，如医案二，此类患者皆属肾气不足而致结石，只是因为年龄、营养条件或其他因素而使其虚证不显著，故均应投以通阳化气之品，若投清热利湿、化石通淋之品，则收效不著，或久治后收效，而他日再发率甚高。此乃肾气未复之故也。

注：此文系与蔡锡英合作。

宋方在痛风及尿酸性肾病治疗中的应用

一、士人知医是宋代医学繁荣的渊薮

昔范文正公作诸生时，辄以天下为己任，尝云："异日不为良相，便为良医。"盖以医与相，迹异殊，而济人利物之心则一也。良相燮理阴阳，平治天下；良医燮理阴阳，挽回造化。元代王好古的《此事难知》云："盖医之为道，所以续斯人之命，而与天地生生之德不可一朝泯也。"徐相任的《在医言医》认为，历代贤哲"儒之从政，医之行道，皆以救世济人为其责任者也"。故清代王敬义有"医之权，诚有通于相业者矣"之论。

儒，通谓孔子创立的学派，又称儒家经学，简称儒学、儒门，信奉儒家学说的人，称为儒家、儒士、儒人、儒生，而汉称读书人出身或有学问的大臣为儒臣，儒生出身的人称儒吏，精通儒学的宰相称儒宰，儒家群体称儒林。周、秦、两汉用以称某些有专门知识、技艺的人（即术士）亦为儒。《周礼·天官冢宰·太宰》云："儒以道得民。"俞樾的《群经平议·周官一》云："儒者，其人有伎术者也。"故而颜师古有"凡有道术者皆为儒"之论。

儒医，旧时称儒生之行医者，邹韬奋尝云："医生原是一种很专门的职业，但在医字上都加一个儒字，称为'儒医'，儒者是读书人也。于是读书人不但可以'出将入相'，又可以由旁路一钻而做医。"俗语云："秀才学医，顺手牵驴。"这些均形象地说明了"文是基础、医是楼"的儒医的知识结构。笔者曾撰文《从古今名医简析，谈中医人才的知识结构》《从中医学的结构，谈黄元御的医学成绩》二文，证实了德高望重而有真才实学的名中医，都有文史哲的雄厚基础而精于医，他们的知识结构，横跨专业的界河，涉猎医学、哲学、数学、天文、地理、气象学等许多学科。早在宋代已有"儒医"一词，南宋洪迈的《夷坚志》中有"蕲人谢与权，世为儒医"的记载。

从北宋范仲淹的"不为良相，便为良医"论，说明了宋代全社会对医药学的关注，士人知医成为儒医，形成了一种社会风尚，这与宋代科技文化的发展有很深的渊源，同时亦与宋代统治者崇尚医药亦有很大的关系。如宋太宗晓于医药，在做皇帝前就收藏效验医方千余首。他于太平兴国三年（公元978年）向全国征集验方，命王怀隐辑成《太平圣惠方》一百卷，收方16800余首，集宋以前医方之大成，为宋初国家出版的重要文献。他还亲自作序，有"是以圣人广兹仁义，博爱源深""布郡黎之大惠""俾令撰集，翼普天之下，各保遐年，同我生民，跻于寿域"之论述。

宋代官设药局——和剂局，专司药材、药剂的管理和经营业务。《太平惠民和剂局方》（简称《局方》）为和剂局的一种成药处方配本。公元1078~1085年，朝廷诏告天下进献良方，集为《太医局方》13卷，此为《局方》的雏形。后经多次重修，于绍兴二十一年（公元1151年），因改药局为太平惠民和剂局，故方书更名为《太平惠民和剂局方》。该书在《指南总论·论用药法》中有"济世之道，莫大于医；去疾之功，无先于药"的论述，陈承、裴宗元在书成进表中有"以救万民之疾""增设疾医之政，以掌万民之病""著在简编，为万世法"的赞誉。以此足见宋朝对医药的重视。据传宋神宗赵顼的诊断水平号称"上工"，宋徽宗赵佶工于医，"于岐黄家言，实能深造自得。苟使身为医士，与同时诸人较长絜短，医术不在朱肱，许叔微之下"。朱肱著《活人书》，徽宗朝授奉议朗医学博士。许叔微于宋绍兴壬子（公元1132年）以第5名登科，精于医、活人甚众，集一生已试之效方，著《普济本事方》，并且精研《伤寒论》，著述亦丰。宋徽宗于政和年间，诏令撰《圣济总录》计200卷，载方约2万首，并亲自作序，称"生者天地之大德，疾者有生之大患，方术者治疾之法。作《总录》于以急世用，而救民疾"。焦养直在重校《圣济总录》序中称徽宗"其仁民爱物之心，斯可谓极矣"。由此可见，宋代皇帝晓于医且重视医药事业，是产生儒医的思想基础。故《重刊宋本洪氏集验方·序》尝云："宋祖宗之朝，君相以爱民为务，增设惠济局，以医药施舍贫人，故士大夫多留心方书，如沈括的《苏沈良方》、许叔微的《普济本事方》之类，盖一时风尚使焉。据传名相王安石自述《难经》、《素问》、《本草》、诸小说无所不读。"由此可见，由于皇帝对医药的空前重视，一大批名士进入医学领域，促进了北宋医药的发展，形成了儒医阶层的思想基础，也形成了名士撰集方书的风尚。如公元 998 年广南史陈尧叟著《集验方》，1026 年宋仁宗为之作序；1047 年王衮著《博济方》；1075 年沈括撰《苏沈良方》；1101 年史堪撰《史载之方》；1119 年闫忠孝撰《闫氏小儿方论》；1123 年王贶撰《全生指迷方》；1133 年张锐撰《鸡峰普济方》；1143 年许叔微撰《普济本事方》；1170 年洪遵撰《洪氏集验方》；1174 年陈无择撰《三因极一病证方论》（简称《三因方》）；1178 年杨倓撰《杨氏家藏方》；1196 年王璆撰《是斋百一选方》；1237 年陈自明撰《妇人大全良方》；1253 年严用和撰《济生方》；1264 年杨士瀛撰《仁斋直指方》。上述撰集者多为进士及第之文人达官，其集方以简、便、验的特点而广为应用，促进了宋代医药事业的发展。而现在的大、中专中医教材《方剂学》中，选自两宋方书中的方剂约占 1/6，这充分说明研究两宋方书是一个重要的课题，现就宋方在痛风及尿酸性肾病中的应用作一浅谈。

二、痛风及尿酸性肾病的辨证论治

痛风是因长期嘌呤代谢障碍，血尿酸增高引起组织损伤的一组异质性疾病，临床以高尿酸血症、特征性急性关节炎反复发作、在关节滑液的白细胞内可找到尿酸结晶、痛风石形成为特点，严重者可导致关节活动障碍和畸形、肾尿酸结石及痛风性肾实质病变（尿酸性肾病）。

现已知痛风者肾尿酸结石的发病率为 10%~25%，形成尿酸结石的主要原因为肾排泄尿酸增多。

尿酸性肾病是由于血尿酸增高致尿酸排量增多，沉积于肾脏引起的肾脏病变，肾病的严重程度与血尿酸升高和持续时间成正比。血尿酸 > 8mg/dl 时，肾小管液中因尿酸过饱和而沉积于肾小管引起肾病，沉积的尿酸盐刺激局部引起肾小管间质的化学炎性反应，晚期呈间质性纤维化肾萎缩及肾缺血所致的小动脉硬化和肾小球硬化。目前，痛风引起肾损害的报道不一，从痛风死亡者尸检中发现，尿酸性肾病者占 100%。因此，在痛风的临床治疗中，治疗和预防关节畸形、痛风石，同时关注肾功能损害等方面，是不可忽视的要点，即在临床中，一定要宏观与微观相结合，整合切入顾护肾功的"治未病"思维下的中医辨证论治。

痛风、痛风石（含肾尿酸石）、尿酸性肾病，属中医"风湿痹痛""历节风""白虎历节风""痛风""淋证""水肿""脚气"范畴。

1. 外感风寒，气血凝结证

[临床表现] 突发关节疼痛，痛有定处，常于夜间痛醒、遇寒加重，舌质淡润或淡滑，苔薄白，口不渴，二便自调，脉浮紧或沉紧。

[辨证分析]《素问·举痛论》云："寒气入经而稽迟，泣而不行，客于脉外则血少，客于脉中则不通，故卒然而痛。"风寒之邪闭阻经络，气血凝滞，故关节疼痛、痛有定处。本属寒证，故遇寒加重；舌淡润滑、苔薄白、口不渴、二便自调，皆属寒象；脉浮紧是寒邪外束之征，沉紧则为寒邪已入于经脉中。《灵枢·贼风》云："若有所堕坠，恶血在内而不去，卒然喜怒不节，饮食不适，寒温不时，腠理闭而不通。其开而遇风寒，则血气凝结，与邪相袭，则为寒痹。其有热则汗出，汗出则受风，虽不受贼风邪气，必有因加而发焉。"这说明恶血内留或气血凝结是痛风发病的内因，外受风寒或跌仆损伤为痛风发病常见的外因。《金匮要略》有"少阴脉浮而弱，弱则血不足，浮则为风，风血相搏，即疼痛如掣。盛人脉涩小，短气自汗出，历节疼，不可屈伸，此皆饮酒汗出当风所致"的记载，说明气血虚弱、外受风寒也是形成痛风的病因病机。

[治法] 温阳散寒，通痹止痛。

[方药]

（1）《局方》活血应痛丸易汤

[药物组成] 狗脊12克，苍术18克，香附20克，陈皮15克，没药6克，威灵仙10克，草乌6克。水煎，去渣，温服。

[方解] 本方乃《局方》为"治风湿客于肾经、血脉凝滞，腰腿重痛，不能转侧"而设的方。书中并云："常服活血脉，壮筋骨，使气脉宣流。"

肝肾不足则易外受风寒，导致气血凝滞而致痹。狗脊苦甘、性温，入肝、肾经，有强腰膝、坚筋骨、利仰俯、除风寒湿痹之功效。《本草求真》认为其味"甘则能以益血"，气"温则能补肾养气"，"血补而能筋自强，筋强而风不作，是补而能走之药"。《本草便读》有"苦甘有强筋骨之功，肾肝并补，温燥能利机关之疾，痹痿皆瘳"的论述，故为首药。威灵仙，《本草便读》称其"性急且温，味辛而散，微咸微苦，疏风邪走络通经，可守可宣"，有"治痹疾行痰去湿"之功；《本草逢源》认为其"性善走下，通十二经"，"宣通五脏"，为"脚胫痹湿痛风之要药"；《肘后备急方》称其有"去众风，通十二经脉"之功。故威灵仙以其味辛、性微温，性善走，祛风湿，通经络，止痹痛，任为辅药。苍术辛苦温，归脾经，有燥湿健脾、祛风湿之效；草乌辛温，功于祛风湿、散寒止痛；二药与威灵仙共为辅药。香附、陈皮理气导滞，没药活血止痛，为佐使药。诸药合用，共奏养血益筋、祛风胜湿、散寒通痹、活血止痛之功，故本方为治疗痛风之小剂。

若痛剧者，加三七、乳香；痛在下肢者，加独活、牛膝；痛在上肢者，加羌活、姜黄；伴腰膝酸痛者，加杜仲、桑寄生、川续断、木瓜；若气血亏甚，神疲乏力者，加黄芪、当归。穿山甲可舒筋通络、活血止痛，对风湿痹痛均有显效；透骨草辛散温化，功于祛风胜湿，又具活血止痛、软坚化结之力；伸筋草具祛风散寒、除湿消肿、舒筋活血之功，为治风湿痹痛、关节酸痛、水肿之要药。三药命名均为民间俗名，为民间常用药，也为笔者临床治疗痹证（含痛风）之关节痛剧者必用之药。据《贵州草药》《长白山植物志》所载，柳叶菜科植物月见草根，性温、味甘，有强筋骨、祛风湿之功，多用于风湿筋骨疼痛者。故用其根、茎入药，对痛风见关节疼痛者有很好的临床效果；其子入药，名曰"月见子"，现代药理研究认为其能促进前列腺形成和平衡，同时有抗炎、抗酸、抗菌、降血糖、降血脂、抗血栓性心血管病等作用。而在痛风及痛风性肾病的临床治疗中，月见草有增加免疫功能、缓解肾衰过程等作用，故视病情需要，或用其根、茎，或用其子。

（2）《普济本事方》乌头汤

［药物组成］乌头10克，细辛3克，川椒6克，炙甘草10克，秦艽12克，附子10克，肉桂6克，白芍药15克，炮姜6克，白茯苓15克，防风10克，当归12克，独活10克。水煎，去渣，温服。

［方解］本方乃为"寒冷湿痹，流于筋脉，挛缩不得转侧"之证而设的方。对于寒痹，医者多选用《金匮要略》之乌头汤。本方由《金匮要略》之乌头汤去麻黄、黄芪，合《伤寒论》之真武汤去白术、生姜，加散寒之细辛、川椒，祛风胜湿之防风、独活，活血通脉之当归而成。以乌头汤散寒通痹止痛之功，合真武汤温阳利水之用，故本方妙在乌头、附子并用。《本草求真》云："附子大壮元阳，虽偏下焦，而周身内外无所不至；天雄峻温不减于附子，而无顷刻回阳之功；川乌专搜风湿痹痛，却少温经之力；侧子盖行四末，不入脏腑；草乌悍烈，仅堪外治，此乌附之同类异性者。"《金匮要略》中以川乌为主药的有乌头汤，乃为寒湿历节而设的方；《伤寒论》中以附子为主药

的有真武汤，乃为脾肾阳虚、水气内停证而设的方。由此可见，本方不失为治寒湿型痛风及合并尿酸性肾病之有效方剂。方中甘草调和药性，兼能解毒，更以蜜炙，缓乌头、附子燥烈之性，故炙甘草为乌子、附子剂配伍之品。现代药理研究表明，秦艽有抗炎、抗菌及镇痛作用，而且与延胡索、乌头等药并用，可使作用增强。因此，乌头伍秦艽，其散寒通痹止痛的功效优于《金匮要略》之乌头汤是可信的。

本方加金钱草、白术、穿山甲、淫羊藿，为主治原发性痛风肾结石脾肾阳虚证之首选方剂。

2. 湿热蕴结，痹阻关节证

[临床表现] 突然关节作痛，可病及一个或多个关节，痛处有热感，其痛如虎啮，疼痛部位畏盖衣被，多兼有口干、烦渴或微渴、烦闷不安等全身症状，舌质红，或有裂纹，苔薄黄或黄厚而干，脉弦数或沉数有力。

[辨证分析]《灵枢·贼风》中有"今有其不离屏蔽，不出空穴之中，卒然病者，非不离贼风邪气，其何故也？""曰：此皆有所伤于湿气，藏于血脉之中，分肉之间，久留而不去"的论述，说明伤于湿气、留蓄于血脉之中是痛风突然发病的重要原因和机制。若湿气（湿邪）久留，蕴结成热，则痛处灼热、畏盖衣被，故为热痹；热伤津液，故口干烦渴，若热在营血，则口微渴，甚则反而不渴；舌质红，为热象；舌有裂纹，为阴伤之象；苔黄而干、脉数，均属热象。此证型多见于急性痛风性关节炎，初时为单关节炎症，以拇指（趾）及第1跖趾关节为多见，次递累及趾关节和跗、踝、跟、膝、腕、指、肘关节，久之致关节红肿热痛、活动受限，大关节受累时可有关节腔积液。

[治法] 清热利湿，活血通络。

[方药]《圣济总录》防风饮。

[药物组成] 防风10克，麻黄（去节，汤煮去沫，焙）10克，石膏12克，黄芩12克，川芎10克，当归12克，赤芍、杏仁（去皮尖、炒）10克，生地黄10克，炙甘草10克。水煎服。

[方解] 本方为防风引领麻杏石甘汤、越脾汤、四物汤而成，主治风寒湿邪郁久化热，痹阻关节而成痛风者。防风为治风通用之品，其微温不燥，甘缓不峻，而有"风药中润剂"之称，故不论风寒、风热皆可用之，并且因防

风祛风为长，又能胜湿，故又具发散脾家之郁火、搜除脾家之湿邪、除里湿之功；麻黄焙之，缓和其烈性，而有通腠解肌、利水消肿之功，《神农本草经》云其有"除寒湿，破症坚积聚"之效，《药性论》云其"治身上毒风之顽痹"，《现代实用中药》称其对关节疼痛有效。故痛风之湿热蕴结、痹阻关节证者，二药共为主药；辅以石膏清热泻火，黄芩清热燥湿，则湿热可除；当归、川芎、地黄养血、活血、通脉，杏仁沸水浸泡去皮尖炒之，去其小毒，而有宣肺除郁开溺，共为佐药；使以炙甘草调和药性、缓急止痛。

若热毒炽盛者，可加羚羊角（或以水牛角代之）、鬼箭羽、忍冬藤、海桐皮、玄参。鉴于鬼针草为一种药源丰富的中草药，具有清热解毒、消肿化瘀的功效，广泛用于肝炎、急性肾炎及跌打损伤，故痛风及尿酸性肾病之以热痹见症者可用之。

3. 外寒内热，寒热错杂证

［临床表现］关节疼痛，身体尪羸，脚肿如脱，头眩短气，温温欲吐关节疼痛剧烈，但又常感口干。

［辨证分析］《金匮要略·中风历节病》云："寸口脉沉而弱，沉即主骨，弱即主筋，沉即为肾，弱即为肝，汗出入水中，如水伤心，历节黄汗出，故曰历节。"尤在泾进一步指出："历节为肝肾先虚，而心阳复郁，为历节黄汗之本也，心气化液为汗，汗出入水中，水寒之气从汗孔入侵心脏，外水内火，郁为湿热，汗液则黄；浸润筋骨，历节乃痛。历节者遇节皆病也，盖非肝肾先虚，则虽得水气，未必便入筋骨，非水湿内侵，则肝肾虽虚，未必便成历节。"这说明肝肾内虚、寒湿外袭是痛风常见的病因病机之一。朱丹溪认为"寒热外博，热血得风寒，汗浊凝涩，所以作痛，夜则痛甚，行于阴也"，提示外寒内热、汗浊凝涩是痛风的病机之一。关节疼痛遇寒增剧是寒邪阻滞经脉不通之征；常感口渴是热邪内郁、津液受伤之象；肢节疼痛日久，则关节肿胀；正气日耗，故身体尪羸；寒热交阻，升降失调，浊阴不降而上逆，故温温欲吐；清阳不升，则头眩短气。故《金匮要略·中风历节病脉证并治》有"诸肢节疼痛，身体尪羸。脚气如脱，头眩短气，温温欲吐；桂枝芍药知母汤主之"的论述，提示了寒热错杂之痹的证治。

［治法］温经散寒，清热除湿。

［方药］

（1）《圣济总录》麻黄汤

［药物组成］麻黄（去节根）10克，枳实10克，防风10克，白术10克，细辛3克，石膏30克，附子12克，桂枝6克，炙甘草6克，生姜5片。水煎服。

［方解］麻黄祛风散寒、温经解肌而疗寒痹，为主药；附子、细辛、防风、桂枝为之辅；形体丰腴，平素因其嗜酒、素食肥甘厚味，必致郁热痰浊郁滞，蕴于体内久成毒火，以枳实理气导滞，白术健脾益气，此乃张元素之枳术丸，以成健脾消痞、燥湿化浊之力，石膏清热泻火，除烦止渴，除热邪伤液之患，共为佐药；甘草调和诸药，兼以解毒，蜜炙以缓麻黄、细辛、附子燥烈之性。用药十味，除寓有枳术丸外，尚内含仲景诸方：有辛甘化阳之桂枝甘草汤，解肌祛风、温经复阳之桂枝去芍加附子汤，宣肺泄热之越脾汤，风湿留着肌肉证的桂枝附子汤及留着关节证的甘草附子汤，还有钱璜在《伤寒溯源集》中誉为温经散寒之神剂的麻黄细辛附子汤及温经解表之麻黄附子甘草汤。因此，临证属寒热错杂之痛风者，用本方灵活加减，不失为一良剂。

（2）《圣济总录》侧子汤

［药物组成］侧子（炮裂，去皮脐）10克，五加皮15克，磁石15克，羚羊角6克（可以水牛角15克代），防风10克，薏苡仁30克，麻黄（去根节）10克，杏仁10克，菊花10克，汉防己10克，葛根15克，赤芍15克，川芎10克，炙甘草10克。水煎服。

［方解］李时珍云："初种为乌头，象乌之头也。附乌头而生者为附子，如子附母也。"故乌头为附子之母也，性猛长于治风；附子能回脾肾之阳，善于治寒，而侧子为附子侧出者，善行四末，不入脏腑，其温经散寒、回阳救逆之力逊于乌头、附子，此方用侧子取其开启阳和以除阴霾之邪，故方名"侧子汤"，任为主药，临证多采用附子先煎之法，以减其温热燥烈之性，取其温渗之力而代侧子。《本草易读》称五加皮有"除诸般风湿，舒肢节挛急，助筋骨坚强"之用，为疗痛风及尿酸肾病常用之药；羚羊角为清热解毒、凉血通脉之要药，多以水牛角或山羊角代之；磁石味辛、性平，多以平肝息风药用之，考《神农本草经》用治周痹风湿、肢节中痛之证，《名医别录》称其有"养肾脏、强肾气，益精除烦，通关节，消臃肿"之效；三药共为辅药。本方佐使之药，多为仲景之方，有养血、清热、祛风之防己地黄汤（防己、

防风、甘草），治风与湿合、湿邪化热化燥、变辛温发散为辛凉解肌之麻杏薏甘汤（麻黄、杏仁、薏苡仁、甘草），以及风寒痹阻致太阳经气不舒之葛根汤（葛根、麻黄、桂枝、甘草、生姜、大枣），可见侧子汤之渊源。

4.嗜酒食甘，浊毒瘀滞证

［临床表现］肢体关节重着、酸痛、活动不灵，舌胖嫩多齿痕，苔白腻，脉滑或濡缓。有痛风家族史。其人形体丰腴，平素嗜酒，善食肥甘厚味，发病夜来居多，病位多在下肢末端，日久见痛风结节或溃流脂浊，或伴石淋而腰痛、尿血等。

［辨证分析］湿邪滞留肌肉关节，故见肢体关节重着等症；形体丰腴，平素嗜酒，善食肥甘厚味，致湿热痰浊瘀滞，蕴蓄体内，久则成为浊毒；夜半发病，病在阴分，亦与瘀滞有关；病位多在下肢末端，为湿气下注；浊毒与瘀血互结，日久气血不调，凝结成石，溃破流出脂浊，为浊毒内瘀之故；浊邪内结，日久可成结石，留于肾中，损伤肾络，则可见腰痛、尿血之症。

［治法］利湿泄浊，活血化瘀。

［方药］《局方》换腿丸易汤。

［药物组成］薏苡仁 30 克，石楠叶 10 克，萆薢 15 克，川牛膝 12 克，天南星 10 克，羌活 10 克，防风 10 克，黄芪 15 克，当归 12 克，天麻 12 克，续断 12 克，槟榔 10 克。水煎服。

［方解］本方乃《局方》为"足三阴经虚，为风、寒、暑、湿侵袭……下注脚膝疼痛，渐成风湿脚气"而设的方。《三因方》亦选入此方，足见宋代医家对本方的重视。

方中薏苡仁，用以"上清肺热，下理脾湿"，取其渗湿利水之功，《外科全生集》称其有"补脾益脾，去湿消水肿，理脚气"之效；石楠叶味辛苦、性平、无毒，有祛风通络、益肾之功，可治风痹腰背酸痛、肾虚脚弱之症；《本草便读》称萆薢"去风去湿……分清去浊，由膀胱内通肾脏，行水宣瘀，风寒湿痹可推求，腰膝酸痛可审用"，前人有萆薢"治湿最长，治风次之，治寒尤次"之说，其与石楠叶共为辅药；羌活、防风、天南星、槟榔可祛风燥湿散寒，续断、牛膝、天麻可养肝肾、强筋骨、利关节，当归、黄芪可益气养血，共为佐使药。诸药相合，使浊毒瘀滞以除，脚气疼痛悉减，步履自如，故有"换腿"之誉。本方为寒热并调之剂，若湿热见著者，宜用胆南星；若寒湿见重者，可加肉桂补阳、附子助阳、苍术燥湿，药力尤卓，《局方》名之曰"秘方换腿丸"。

5.气血亏虚，寒湿痹阻证

[临床表现] 肢节疼痛，屈伸不利，腰膝酸痛，畏寒喜温，心悸气短，舌淡苔白，脉象沉细。

[辨证分析] 本证常见于痛风日久、肝肾不足、气血两亏时。邪气留恋，病久日深，着于筋骨，营卫凝涩不通，气血运行不畅，久之则肝肾失养，气血失荣，而成肝肾不足、气血两虚之证，故腰膝疼痛、肢节屈伸不利；畏寒喜温、舌淡苔白，为寒湿之象；脉象弱，是气血虚弱、不能濡养筋脉、营卫空虚之象。正如《圣济总录》所云："历节风者，由气血虚弱，为风寒所侵，血气凝涩，不得流通关节，诸筋无以滋养，真邪相持，所历之节，悉皆疼痛，或昼静夜发，痛彻骨髓，谓之历节风也。"

[治法] 补气养血、祛风除湿。

[方药]

（1）《局方》大防风汤

[药物组成] 川芎12克，附子12克，熟地黄15克，白术15克，防风10克，当归12克，白芍12克，黄芪15克，杜仲12克，羌活10克，人参10克，牛膝10克，炙甘草10克，生姜7片，大枣3枚。水煎，食前温服。

[方解] 本方乃《局方》为"祛风顺气，活血脉，壮筋骨，除寒湿，逐冷气"而设的方，并有"鹤膝风服之气血流畅""行履如故"的论述。

方中以当归、川芎、白芍、地黄养血活血，人参、白术、黄芪、甘草补气健脾，此乃寓八珍汤、十全大补汤之意也；杜仲、牛膝养肝肾而祛风湿；附子温经散寒；羌活祛风胜湿，散寒通痹；防风为治风通用之品，因其微温不燥、甘缓不峻，发汗之力不如麻黄、桂枝，辛燥之性不如羌活，药力缓和，为"风药中润剂"，引领诸药，以祛风湿、补益肝肾而为主药，故名之曰"大防风汤"。《苏沈良方》有木香散，亦具调补气血、祛风散寒除湿之功，方中有羌活、麻黄、防风、木香、槟榔、附子、川乌、草豆蔻、陈皮、牛膝、杏仁、当归、川芎、人参、白术、茯苓、甘草、肉桂、生姜等药物组成，其功效主治与大防风汤相似，临床亦可选用。

（2）《圣济总录》巴戟汤

［药物组成］巴戟天 15 克，五加皮 12 克，萆薢 12 克，牛膝 12 克，石斛 12 克，防风 10 克，白茯苓 15 克，附子 10 克，炙甘草 6 克。水煎 3 遍，食前温服，日二夜一。

［方解］方中巴戟天辛甘、微温，入肾经，具补肾壮阳、强筋健骨、散寒除湿之功，为主药；五加皮亦辛甘而温，入肾经，具祛风除湿、强筋健骨之效，为辅药；佐以附子温经散寒，防风祛风胜湿，茯苓、萆薢渗湿利尿，牛膝活血通脉、舒筋利痹，石斛有生津养阴之功，可防附子、防风过燥之性而伤阴分，《药性论》又有石斛"逐皮肌风痹、骨中见冷，虚损，补肾积精"的记载；使以炙甘草调和药性，缓急止痛。故巴戟汤为治疗慢性痛风及无症状高尿酸血症之良剂。

6. 阴虚血燥、筋脉失养证

［临床表现］痛风日久，形体消瘦，肌肤甲错，唯有痛处关节肿大，肢节屈伸不利，颈强不荣，舌质淡红或光红少苔、有裂纹，脉细数或细涩。

［辨证分析］本证常见于素体阴虚者，亦可见于痛风日久、形体由偏胖转为瘦削者。痛风日久，疼痛关节局部因湿浊、瘀血留着而肿大，肢节屈伸不利；阴血亏虚，筋脉失于濡养，故肢节颈强不柔；舌淡红或光红少苔、有裂纹，为阴虚血燥；脉细数，是阴虚内热之征；脉细涩由血虚不荣血脉之故。故《张氏医通》有"瘦人肢节痛，是血枯"的论述；《景岳全书》有"若筋脉拘滞，伸缩不利者，此血虚血燥证也，非养血养气不可"的记载，均说明在瘦人中，痛风形成多与血枯津亏有关。

［治法］益阴养血，舒筋止痛。

［方药］《圣济总录》芍药汤。

［药物组成］芍药 12 克，熟地黄 12 克，当归 12 克，川芎 10 克，防风 10 克，秦艽 10 克，羌活 10 克，汉防己 10 克，白术 15 克，桂枝 6 克，炙甘草 6 克。水煎服。

［方解］方中四物汤益血舒筋止痛；桂枝汤和营卫；防风、秦艽、羌活祛风散寒胜湿；汉防己、白术渗湿通淋。秦艽以其祛风除湿、活血舒筋、清热利尿之功，为痛风病常用之药；其味苦辛、性平，故质润而不燥，誉为风药之润剂，既能祛风除湿，又能舒筋通络，为治风湿痹痛、关节挛急、筋骨不

利常用之品，尤适用于痛风之邪实正虚者，既能于营血中祛除风湿之邪，使邪去血和而筋脉自利，又以其味苦而有降泄之功、除热除蒸之效。因此，阴虚血燥、筋脉失养者，可用本方。

若虚热明显，可去羌活辛燥之品，加黄柏、知母；若湿热下注，可加黄柏、薏苡仁、海桐皮、鬼箭羽、苍术；若肝肾不足、血燥生风者，可加女贞子、旱莲草、月见草、龟甲、鳖甲、水牛角等。

7.痰湿阻络，痹阻关节证

[临床表现] 关节疼痛、痛有定处，或局部有灼热红肿，兼有蛋白尿、血尿、轻度水肿，困倦乏力，或胸闷短气，心动悸，舌质淡红或暗红、有瘀点，脉滑或缓。

[辨证分析] 痰湿阻络，痹阻关节，气血运行失畅，经脉痹阻，不通则痛，故见关节疼痛、痛有定处；痰湿阻于关节，日久化热，故见局部红肿有灼热感；痰湿中阻，阳气不得伸展，故见周身困倦乏力；痰湿阻于肾络，肾络受伤，故见蛋白尿、血尿；痰湿泛益肌肤，故见轻度浮肿；痰湿阻络，气血瘀滞不畅，故见胸闷短气；舌质暗红而有瘀点、脉滑或缓，皆为痰湿瘀阻之象。

[治法] 健脾渗湿，祛瘀通络。

[方药]《杨氏家传方》健步丸易汤。

[药物组成] 石楠叶 15 克，天南星 10 克，羌活 10 克，天麻 10 克，薏苡仁 15 克，防风 10 克，川续断 12 克，萆薢 12 克，黄芪 12 克，当归 12 克，石斛 12 克，牛膝 12 克，木瓜 12 克，威灵仙 10 克，自然铜 6 克。水煎服。

[方解] 石楠叶苦平，入肝、肾经，有祛风、通络、益肾之功，《药性论》称其主除热，能添肾气，有逐诸风之效，故为主药。因石楠叶、石南藤为冷僻药，临证可以祛风湿、通经络、主治风湿痹痛之海桐皮代之。佐以防风、羌活、威灵仙祛风通络；天南星、薏苡仁、萆薢利湿化浊；木瓜、牛膝、天麻、川续断养肝肾、强筋骨；当归、黄芪益气补血、活血通脉；石斛滋阴除热；自然铜辛苦、平，醋煅具散瘀止痛之功，《玉楸药解》称其"入足少阴肾经，足厥阴肝经"，为"破血消瘀，疗风湿瘫痪之属"。故本方适用于痰湿阻于关节，日久化热之里证者。

若关节热痛，可加鬼箭羽、虎杖、忍冬藤、秦艽以清热消肿、祛湿通络；

寒痛者，可加乳香、没药、川乌；湿浊甚者，可加土茯苓、红藤、鬼针草；有血尿者，可加白茅根、三七；若胸闷短气而见冠状动脉粥样硬化性心脏病（简称冠心病）者，可酌情加淫羊藿、丹参、生脉饮。

8. 脾肾亏虚，水湿不化证

［临床表现］面色淡黄，神疲乏力，腰膝酸软，夜尿清长，颜面或下肢浮肿，舌质淡胖，舌苔白腻或白滑，脉沉缓。

［辨证分析］脾为后天之本、气血生化之源，脾虚则运化乏源，气血生化不足，不能上荣于面则面色淡黄，不能养神充身则神疲乏力；腰为肾之外府，肾主骨、主水液，肾虚则腰府失养，故见腰酸膝软；肾虚气化失司不能主水，则夜尿清长；脾肾俱虚，不能运水制水，水湿内聚，泛溢肌肤，故见颜面及下肢水肿；舌质淡胖、苔白腻或白滑、脉沉缓，皆为脾肾两虚而水湿内聚之象。

［治法］温补脾肾，化气行水。

［方药］《三因方》附子八物汤。

［药物组成］制附子10克，干姜6克，白芍12克，茯苓15克，桂枝10克，白术15克，人参10克，炙甘草10克。水煎服。

［方解］本方药仅八味，却由《伤寒论》中温阳利水之真武汤（干姜易生姜），合健脾利湿之苓桂术甘汤、温中散寒之理中丸、回阳救逆之四逆汤及《局方》中益气健脾之四君子汤五方组成，适用于脾肾阳虚、水湿不化之证。方中尚寓有《伤寒论》中桂枝附子汤主治湿邪留着肌肉证，甘草附子汤主治风湿留着关节证，心阳虚之桂枝甘草汤证、阴阳两虚之甘草干姜汤证、芍药甘草汤证、芍药甘草附子汤证，以及桂枝汤、白术附子汤、参附汤、甘草汤证。故此方加减化裁治疗痛风及尿酸性肾病，是一首值得研究的方剂。

若兼下焦湿热者，可合石韦散或八正散加减；若兼有肾结石者，可加金钱草、海金沙等通淋之药，以及补肾强腰、有化石之功的青娥丸（补骨脂、核桃仁、杜仲），黄宫绣认为补骨脂属火入肾，核桃仁入肝属水，二者"一水、一火，大补下焦，有同气相生之妙"。

9. 脾肾虚衰、湿浊滞留证

［临床表现］畏寒肢冷，恶心呕吐、得食更甚，口有尿味，胸闷腹胀，大便溏或秘结，心悸气喘，神情淡漠或烦躁不安，抽搐痉挛，神志昏迷，齿衄，

鼻衄或呕血，便血，皮肤瘙痒，尿少、面浮，面色黄或晦暗，舌质淡胖，苔白腻或浊腻，脉沉弦。

[辨证分析] 脾肾阳虚，湿浊阻滞，清阳不能上升敷布于躯体、四肢、头面，故见畏寒肢冷，面色黄或晦暗；湿浊阻滞于中焦，清阳不升，浊阴不降，胃气上逆，则恶心呕吐、得食更甚；气机郁滞，则胸闷腹胀而气喘；浊邪上逆，则口有尿味；浊邪阻滞肠间，则大便溏或秘结；浊邪外渗肌肤，则肌肤瘙痒；脾肾阳虚，水湿内停，故见尿少、面浮；湿浊之邪阻于心络，心神失养，故见心悸、神情淡漠或烦躁不安、神志昏迷；阳气不足，不能摄血，血不归经，故后期可见齿衄、鼻衄或呕血、便血等出血之象；舌质淡胖、苔白腻、脉沉弦，皆为脾肾阳虚、湿浊阻滞之象。

[治法] 通腑泻浊，回阳固脱。

[方药]《局方》还冰丹易汤。

[药物组成]] 蔓荆子 10 克，白茯苓 15 克，大黄 10 克，栀子 10 克，威灵仙 10 克，白芷 10 克，松节 10 克，茯神 10 克，附子 10 克，天麻 10 克，淫羊藿 10 克。水煎服。

[方解] 本方适用于尿酸性肾病而见脾肾阳虚、湿浊留滞之证者。方中附子温阳通脉；威灵仙通行十二经，为治痛风之要药；白芷、蔓荆子散风胜湿，为治湿痹拘挛之要药；淫羊藿补肾助阳、祛风胜湿，与蔓荆子均有降压之功，可用于阴阳两虚之高血压患者；天麻、松节舒筋通络；茯苓、茯神健脾渗湿；栀子泻火除烦、泄热利湿、凉血止血，为治湿热蕴结之要药；大黄荡涤胃肠积滞、清泻血分实热，可除滞留之湿浊。诸药相合，以期脾肾虚衰之阳恢复，湿浊滞留之弊清除。

鉴于湿浊之生，多由脾失运化之由，方中可加党参、黄芪、白术益气健脾；加土茯苓、萆薢、生薏苡仁、白花蛇舌草、垂盆草、鬼箭羽（现代药理研究认为有降糖、降压作用）以化湿毒；加益母草、丹参以活血通络。若恶心呕吐者，可合温胆汤降逆而除烦。臭梧桐叶有祛风化湿及明显的降压作用，可作为痛风性肾病兼高血压者可用之药。

木通、防己在肾病治疗中的应用
——兼论关木通、广防己致肾毒性的防治

　　中医药学是我国劳动人民长期与疾病斗争的经验总结。人们用来预防、治疗和诊断疾病的物质称为药物。在用药中发生的不良反应，以及能破坏人体正常生理功能、损害健康，甚至危及生命的现象称为中毒，在《黄帝内经》《诸病源候论》称为"药毒"，又称为"药物中毒"，于是引起中毒的物质称为毒药。然而什么是毒药，目前尚未有明确的定义，毒药与普通药物之间很难划分明确的界限，说明毒药与药物之间的关系非常密切。古人对药毒的认识主要有三种：一是指药物，如《周礼》中有"医师掌医之政令，聚毒药以供医事"的记载，亦即张子和称"凡药皆有毒也"；二是指药物的偏性，如张景岳称"药治病，因毒为能，所谓毒药是以气味之偏也"；三是指药物的不良反应，如《淮南子》有"神农尝百草之滋味，水泉之甘苦，令民知所避就，一日遇七十毒"的记载。同时，《神农本草经》中明确指出"药物有大毒，不可入口、鼻、耳、目者即杀人"，并将药物分为上、中、下三品，"下品多毒"。综上所述，毒药有广义、狭义之分。广义的毒药泛指一切中药，如张景岳所云："凡可避邪安正者，均可称为毒药。"狭义的毒药是指本身有毒的中药，此类药物气味雄烈、作用峻猛，用量过大便可引起中毒。因此，正确应用药物可以挽救垂危之躯，使患者起死回生；但若用之不当，则可以损害人体，置人于死地，这与"水可载舟，亦可覆舟"的道理是一样的。鉴于此，就引发出一系列关于中药毒性的大课题。

　　本文以木通、防己及其复方在肾病中的应用为切入点，对马兜铃属植物

关木通、广防己在临床应用时引起的肾毒性及如何防治等问题进行引玉之谈，以求在辨证论治的基础上，把握住药效与药毒的运用法度及用药规律，以冀在肾病防治中正确用药，达到最佳疗效，避免药毒伤害。

一、木通、防己剂在肾病治疗中的应用

1. 防己黄芪汤（《金匮要略》）

防己一两（6~12克），黄芪一两一分（9~30克），甘草半两（6克），白术七钱半（9克），生姜四片，大枣一枚。水煎，去渣温服，服后微汗。

本方乃为"风水，脉浮，身重，汗出恶风者"及"风湿，脉浮，身重，汗出恶风者"而设的方。方中以防己祛风利水，黄芪补气固表，任为主药；白术、甘草健脾和中，姜、枣和营卫。因防己、黄芪具有补气利水作用，故本方对气虚水肿、湿痹重着及汗出恶风者最为适用。程林在《金匮要略直解》中曰："防己疗风肿水肿，故以为君，白术治皮间风水结肿，故以为臣，生姜主遂风湿，故以为佐，三味去风行湿也。风湿去，则荣卫虚，黄芪、大枣、甘草为使，用以养正祛邪，调和营卫，为治风湿之缓剂。"魏荔彤在《金匮要略方论本义》中曰："防己宣风除湿之品，一味之外，尽属补中燥土固表之药。"尤在泾在《金匮要略心典》中曰："风湿在表，法当从汗而解，乃汗不待发而自出，表尚未解而已虚，汗解之法不可守矣。故不用麻黄出之皮毛之表，而用防己驱之肌肤之里。"

故本方适用急慢性肾炎、肾病综合征之风水者，以及肾小管性酸中毒之阳虚水泛证者。如岳美中教授治疗慢性肾炎属肺脾气虚、卫表不固之风水证，多用本方益气实脾利水，尤其对于肾炎后期出现蛋白尿者，擅用此方，并认为黄芪不应小于30克，坚持服之有效。若肾阳素虚者，可加附子、杜仲。尚有马知惠运用本方加味（生黄芪30~60克、防己12~18克、生白术15~18克、甘草9~15克、党参15~30克、黄精12~18克、山药30~45克、芡实30克、金樱子15~18克、生姜3片、大枣6枚）治疗16例慢性肾炎患者的报道。热毒较重者，加金银花、连翘、野菊花；肾虚者，加枸杞子、菟丝子、桑寄生、川续断；阳虚者，加巴戟天、鹿角霜、附子、肉桂；脾虚者，加茯苓、薏苡仁；血虚者，加熟地黄、当归、首乌；血瘀者，加丹参、益母草、泽兰；尿中带红细胞者，加白茅根、小蓟；血压或胆固醇偏高者，加钩藤、石决明、

草决明、夏枯草。最终，16 例中治愈 14 例、好转 2 例。

吴沛田对于急性肾炎，症见周身浮肿、发热汗出、胸闷、尿少、不能平卧、呕恶不食、咽红口干、苔薄白、脉滑小数，证属脾肾先虚、复感外邪、水湿壅塞之候者，有用本方加陈皮、淡豆豉、金银花、益母草、生地黄、柴胡、木通、连翘、白茅根、牛蒡子而治愈的报道。尚有王伯群在《防己黄芪汤的临床应用》一文中，运用防己黄芪汤加菟丝子、淫羊藿治疗急性肾炎的报道。王钢主编的《肾脏病学》中，对肾小管性酸中毒之阳虚水泛证，肾病综合征之肺肾气虚、风水泛滥证，有选用防己黄芪汤治疗的论述。

2. 防己茯苓汤（《金匮要略》）

防己三两（9 克），黄芪三两（9 克），桂枝三两（9 克），茯苓六两（18 克），甘草二两（6 克）。水煎，温服。

本方乃为"皮水为病，四肢肿，水气在肤中，四肢聂聂动者"而设的方。防己茯苓汤与防己黄芪汤均为治疗水肿病的常用方剂，但前方是由后方去白术，加桂枝、茯苓组成，专主肌表有水气，多用于四肢皮肤肿甚、肌肉跳动、不恶风、无口渴之皮水证，而后方则专于表里均有水气的风水表虚证。

故防己茯苓汤为益气通阳利水之良剂。对此，历代医籍皆有论述。如尤在泾在《金匮要略心典》中有"皮中水气，浸淫四末，而壅遏卫气，气水相遇，则四肢聂聂动也。防己、茯苓善驱水气，桂枝得茯苓，则不发表而反行水，且合黄芪、甘草助表中之气，以行防己、茯苓之力也"的论述；吴谦等在《医宗金鉴》中则有"皮水之病，风水气相搏，在皮肤之中，故四肢聂聂动也，以防己、茯苓补卫通荣，祛散皮水也"的记载；王晋三在《绛雪园古方选注》中有"汉防己太阳经入里之药，泄腠理，疗风水，通治风湿、皮水二证。《金匮》汗出恶风用白术，水气在皮肤中聂聂动者用桂枝，一以培土，一以和阳，同治表邪，征分标本"的记载；矢数道明在《临床应用汉方处方解说》中有"防己，不论表里，不分三焦，均善能利水与祛湿；借桂枝之力而治风湿汗出，又借茯苓之力，祛除皮肤的水气，尤擅于祛除外表之湿。黄芪擅能补表之虚，兼祛表水。桂枝用于补表之虚，茯苓则去内里之水。甘草补胃利水。本方与防己黄芪汤极近似，又可认为是木防己汤的附方"的论述；《类证治裁》中有用本方治疗皮水的记载。另外，运用防己茯苓治疗肾病的临床报道亦甚多，如王寿亭在《临证实效录》中记载，对脾胃虚弱、气化无力之肾病患者，拟行健脾补肾、化气行水之法，予以防己茯苓汤加味治之而痊愈。尚有运用该方治疗肾病综合征的案例。

汉防己与广防己的药理作用基本相同，习惯上认为广防己以祛风利湿为主，汉防己以利水渗湿为主，故治风用广防己，治水用汉防己。《绛雪园古方选注》中标明运用的是汉防己。

3. 木防己汤、木防己去石膏加茯苓芒硝汤（《金匮要略》）

木防己汤：木防己三两（9克），石膏十二枚（鸡子大，15克），桂枝三两（9克），人参四两（12克）。上四味，以水六升（1200ml），煎取二升（400ml），分温再服。

木防己去石膏加茯苓芒硝汤：木防己桂枝各二两（6克），人参四两（12克），芒硝三合（10克），茯苓四两（12克）。上五味，以水六升，煮取二升，去渣纳芒硝，再微煎，分温再服，微利则愈。

木防己汤乃为"隔间支饮，其人喘满，心下痞坚，面色黧黑，其脉沉紧，得之数十日，医吐下之不愈"而设的方。临床上二方多用于饮停胸膈、心下，发为咳嗽气喘、胸满、心下痞胀坚硬、小便不利、其形如肿、面色黑而晦暗、脉沉紧之证。

程林在《金匮要略直解》中曰："防己利大小便，石膏主心下逆气，桂枝宣通水道，人参补气温中，正气旺则水饮不结而自散矣。（木防己去石膏加茯苓芒硝汤）加芒硝之咸寒，可以软痞坚，茯苓之甘淡，可以渗痰饮，石膏辛寒，近于解肌，不必杂以方内，故去之。"吴谦等在《医宗金鉴》中曰："心下痞坚，饮结在中可知，故木防己汤开三焦水结，通上、中、下三气。方中用人参，以吐下后伤正也。故水邪虚结者，服之即愈；若水邪实结者……以前方减石膏之寒凝，加芒硝峻开坚结，如茯苓直输水道，未有不愈者也。"对于木防己汤中木防己配伍桂枝，陈元犀在《金匮方歌括》中认为"防己入手太阴，肺主气，气化为水自行矣，桂枝入足太阳膀胱，膀胱主水，水行而气自化矣，二药并用，辛苦相需，所以行其水气而散其结气也。水行结散，则心下痞坚可除矣"。而刘渡舟教授在《金匮集释》中曰："方中木防己辛温，通结气，散留饮；桂枝温通经脉，温化水饮；石膏清除伏郁之阳热；人参补肺脾之气，恢复久病吐下之虚损。四药合用，可以消化水饮，消散痞坚，降逆平喘，扶正补虚。"

目前临床上二方多用于咳嗽、哮喘、心悸、腹水、鼓胀等病证，包括现代医学之支气管炎、哮喘、肺源性心脏病、风湿性心脏病、心功能不全等疾病。凡病因痰饮停留胸膈、心下，症见咳逆倚息、心下痞坚、小便不利、其形如肿、脉沉紧者，均可选用。

在家父吉忱公的会诊医案中，对急性肾功能衰竭之邪热炽盛、湿热壅结证，以及因肺水肿而致心功能衰竭者，多运用二方加减调之。邪壅于肺，肺失肃降，则不能通调水道、下输膀胱；邪毒阻于中焦脾胃，则中焦转输失司，失其升清降浊功能，饮留中焦；邪毒阻于下焦，则肾主水液失司，化气无序，湿热蕴结。此是肺、脾、肾三脏受累，三焦气化失司而出现急性肾功能衰竭所表现的一系列浊毒之证，治予木防己汤或其变方，以冀达到行水散结、补虚清热之效。

4. 己椒苈黄丸（《金匮要略》）

防己、椒目、葶苈、大黄各一两。上四药，末之，蜜丸如梧子大。今可作汤剂用。

本方乃为"腹满，口舌干燥，此肠间有水气"而设的方。本方具有分消水饮、攻坚决壅之功效，多适用于病痰饮，水走肠间，腹满肠鸣，口舌干燥，小便不利，大便秘结，或见身体浮肿，脉弦滑而有力者。对其组方，尤在泾在《金匮要略心典》中认为"水既聚于下，则无复润于上，是以肠间有水气而口舌反干燥也……口燥不除而腹满益甚矣。防己疗水湿，利大小便，椒目治腹满，去十二种水气；葶苈、大黄泄以去其闭；渴者知其胃热甚，故加芒硝"。程林在《金匮要略直解》中则有"防己、椒目导使于前，清者得从小便而出；大黄、葶苈推饮于后，浊者得以从大便而下也。此前后分消，则腹满减而水饮行，脾气转而津液生矣。若渴则甚于口舌干燥，加芒硝佐诸药，以下腹满而救脾土"的论述，可谓言简意赅。

后世医家将本方广泛应用于病机属饮邪内聚、壅滞不通之胸痹、悬饮、水肿、哮喘、咳嗽、腹胀等病症，包括西医学之肺源性心脏病、心包炎、心包积液、胸膜炎、肝硬化腹水、急性肾炎、哮喘等。而家父吉忱对急慢性肾炎、肾功能衰竭、尿毒症患者，凡临床见己椒苈黄丸证者，多用此方易汤加味以分消毒饮、攻坚决壅。饮在上焦者，以葶苈为君，原方伍以桔梗、牛膝；饮在中焦者，以大黄椒目为君，原方伍以枳壳、白术；饮在下焦者，以防己为君，原方伍以川厚朴、大腹皮。同时，若呕恶甚者，则以己椒苈黄加红花、丹参汤保留灌肠。通过现代药理研究可知，本方此法可增加肾血流量、改善微循环，减轻肾小管坏死程度，促进坏死上皮细胞再生及修复，有益于抑菌、消炎、解除肾小血管痉挛，并促使水液和废物从肠道排出，有助于降低血钾，解除和防止肺水肿、脑水肿的发生。

同时，由于汉防己碱（又称汉防己甲素）有明显的降压作用，所以治疗肾性高血压及水肿甚者，汉防己及汉防己剂亦在首选之列。

5. 疏凿饮子（《济生方》）

泽泻 12 克，赤小豆 12 克，商陆 6 克，羌活 9 克，大腹皮 15 克，椒目 9 克，木通 12 克，秦艽（去节）12 克，槟榔 9 克，茯苓皮 30 克。共研细末，每服 4 钱，水煎服。

本方乃为"水湿壅盛，遍身水肿，胸满腹胀，呼吸喘促，口渴，大便秘结，小便不利，脉实有力"而设的方。疏凿饮子是从表里分治水气的方剂，适用于急慢性肾炎属阳水实证者。水湿泛溢于表里，故遍身皆肿；水壅于里，三焦气化失司，气机闭阻，故二便不通；上迫于肺，故呼吸喘促；水壅气结，阳不布津，故口渴。方中商陆泻下逐水、通利二便，佐槟榔、大腹皮行气导水，茯苓皮、泽泻、木通、椒目、赤小豆利水祛湿，使在里之水自二便下行；羌活、秦艽、生姜疏风发表，使在表之水自肌肤而泄；诸药合用，疏表攻里，内清外散，有如疏江凿河，使壅盛于表里之水湿迅速分流。汪昂在《医方集解》称其"上下内外分消其势，亦犹夏禹疏江凿河之意也"，故名"疏凿饮子"。家父吉忱公曾有一会诊医案：患者因药物过敏导致肾间质损害，而有急性肺水肿，遂治疗予疏凿饮子加葶苈子、芦根、益母草。患者服药 5 剂后病症大减，其后先后调以桂枝茯苓丸、金匮肾气丸易汤加味而愈。

6. 龙胆泻肝汤（《薛氏医案十六种》）

龙胆草（酒炒）6 克，黄芩（炒）6 克，栀子（酒炒）6 克，泽泻 12 克，木通 9 克，车前子 9 克，当归（酒洗）3 克，生地黄（酒炒）9 克，柴胡 6 克，生甘草 6 克。可作水剂煎服，根据病情而定剂量；也可作丸剂，每服 6~9 克，每日 2~3 次，温开水送服。

本方用于"治肝胆经实火湿热，胁痛耳聋，胆溢口苦，筋痿阴汗，阴肿阴痛，白浊溲血"之证。汪昂认为"此足厥阴少阳药也，龙胆泄厥阴之热，柴胡平少阳之热，黄芩栀子清肺与三焦之热以佐之，泽泻泻肾经之湿，木通、车前泻小肠、膀胱之湿以佐之。然皆苦寒下泻之药，故用归地以养血补肝，用甘草以缓中而不使伤胃，为臣使药也"。

另外，方书中注明龙胆泻肝汤出处的有6处之多。

（1）金代李东垣《兰室秘藏》方：由柴胡、泽泻、车前子、木通、生地黄、当归、龙胆草组成。

（2）明代王肯堂《证治准绳》方：组成与主治同《兰室秘藏》方。

（3）清代汪昂《医方集解》方：由当归、地黄、木通、柴胡、黄芩、泽泻、车前子、龙胆草、栀子、甘草组成。

（4）清代张璐《张氏医通》方：由《兰室秘藏》方加生姜组成。张璐曰："此本导赤散加柴胡、龙胆草之属入肝而泄湿热也。"

（5）清代沈金鳌《沈氏尊生书》方：由龙胆草、黄芩、甘草、栀子、人参、五味子、天冬、黄连、知母组成，乃《医方集解》方去当归、生地黄、泽泻、车前子，加天冬、麦冬、人参、黄连、知母而成。

（6）清代吴谦《医宗金鉴》方：由龙胆草、连翘、生地黄、泽泻、车前子、木通、黄芩、黄连、当归、栀子、甘草、生大黄组成。

上述诸籍以金代李东垣的《兰室秘藏》最早，明代薛己的《薛氏医案十六种》次之，明代王肯堂再次之，清代以康熙年间张璐的《张氏医通》、汪昂的《医方集解》为早，以乾隆年间沈金鳌的《沈氏尊生书》、吴谦的《医宗金鉴》次之。

本方在《兰室秘藏》与《证治准绳》中的组方相同，说明王肯堂的《证治准绳》方出自李东垣的《兰室秘藏》；而《张氏医通》方为李东垣方加生姜而成；薛己《薛氏医案十六种》与汪昂《医方集解》中的组方相同，由李东垣方加黄芩、栀子、甘草而成。而成书年代当以《薛氏医案十六种》为早，所以现今大家熟知的龙胆泻肝汤，当为薛己方出现最早。也许由于《薛氏医案十六种》鲜为人知，而汪昂的《医方集解》脍炙人口的原因，方书中多注明该方出自《医方集解》。从笔者的上述考证，目前广验于临床的龙胆泻肝汤，最早当出自《薛氏医案十六种》。据苏州府志曰："薛己，字新甫，号立斋。性颖悟，过目辄成诵，尤殚精方书，于医术无所不通。正德年间（1506—1521）选为御医，擢南京院判。嘉靖年间（1522—1566）进院使。所著有《家居医录十六种》，医家多遵守之。"（注：笔者尚见《明医杂著注》《薛氏医案》《薛氏原机启微附录》《薛氏口齿类要》《薛氏校注外科精要》《薛氏痈疽神秘灸经校补》《薛氏外科心法》《薛氏校注妇人良方》《薛氏女科撮要》《薛氏校注钱氏小儿直诀》《薛氏过秦新录》《薛氏校注陈氏痘疹方》《本草约言》等十余部著作）。

龙胆泻肝汤乃为肝胆湿热之证而设的方，常世安在《古方今鉴》中，从中西医结合的角度广验于临床，认为"本方适用于下焦的炎症、充血、肿痛。不论是急性或亚急性炎症，或者肝经有湿热，腹部有特殊的过敏带，表现出充血和实证的病态，如急性或亚急性尿道炎、膀胱炎、子宫内膜炎、阴道炎、带下增多、会阴部痒痛或睾丸炎、腹股沟淋巴结炎、软性下疳等"。他还认为"车前子、木通、泽泻具有利水作用，可清下焦之湿热；当归和地黄增进血运，可缓解下焦的炎症；龙胆草、栀子、黄芩三味，具有消炎和解毒作用"。马有度在《医方妙用》中有运用龙胆泻肝汤治肝胆实证的论述，并有"尿路感染，小便灼热、淋痛，茎痛，甚或血尿，并见口苦、胁痛、头痛、脉紧者，用本方加滑石、小蓟清肝泻火、利尿通淋"的记载。魏菊仙等在《实用名方新用临床手册》中，多处介绍运用本方加减治疗泌尿系炎症的报道。陈茂仁等在《肾脏病学》中，对慢性肾炎之湿热蕴结证者及泌尿系感染之肝胆郁热证者，认为当以龙胆泻肝汤以清利三焦湿热。何观涛在《龙胆泻肝汤新用》一文中，有对因皮肤瘙痒性丘疹1周后出现发热、口干、尿少、水肿的急性肾炎患者，以本方加白茅根、旱莲草、苦参治疗的报道。叶子青在《龙胆泻肝汤的临床应用》一文中，有对湿热内蕴、肝火上逆、膀胱气化不利之慢性肾盂肾炎患者，运用本方加车前草、半边莲治愈的介绍。

7. 八正散（《局方》）

车前子、瞿麦、扁蓄、滑石、栀子仁、甘草、木通、大黄各等分。散剂每服6~9克，以灯心草煎汤服之；亦可作汤剂，用量按原方比例酌情增减。

本方乃为"治大人、小儿心经邪热，一切蕴毒，咽干口燥，大渴引饮，心忪面热，烦躁不宁，目赤睛痛，唇焦鼻衄，口舌生疮，咽喉肿痛"及"小便赤涩，或癃闭不通，及热淋、血淋"而设的方。后世医家多用本方治疗湿热结于下焦之淋证。方中集木通、滑石、车前子、瞿麦、扁蓄诸利水通淋之品，以清利湿热；伍以栀子仁清泄三焦湿热，大黄泄热降火，灯心草导热下行，甘草和药缓急；诸药合用，以奏清热泻火、利水通淋之效。汪昂的

《医方集解》认为"此手足太阳手少阳药也。木通、灯心草，清肺热而降心火……车前子清肝热而通膀胱……瞿麦、扁蓄降火通淋，此皆泄湿而兼清热者也。滑石利窍散热，栀子、大黄苦寒下行，此皆泄热而兼利湿者也。甘草合滑石为六一散，用梢者，取其直达茎中，力能缓痛也。虽治下焦而不专于治下，三焦通利，水乃下行也"。

故本方为苦寒通利之剂，现代临床多用于膀胱炎、尿道炎、急性前列腺炎、泌尿系结石、肾盂肾炎之病属下焦湿热证者。《实用名方新用临床手册》有运用本方加金银花、连翘、柴胡、三黄（黄芩、黄连、黄柏）治疗14例肾盂肾炎患者的介绍，也有用本方加金钱草、海金沙治疗数百例泌尿系结石患者的记载。陈茂仁等在《肾脏病学》中，有运用八正散治疗58例急性肾炎患者的介绍，也有运用八正散治疗泌尿系感染之膀胱湿热证的论述。印会河教授在《中医内科新论》中，立加味八正散（八正散加柴胡、五味子、黄柏）治疗泌尿系感染属湿热者，症见小便时阴中涩痛，或见寒热，尿黄赤而频，舌红苔黄，脉数者。李兆华所著的《肾与肾病的证治》一书中，对湿热蕴结型肾结石者，有运用八正散或石韦散以清利湿热、排石通淋的介绍。

8. 小蓟饮子（《济生方》）

生地黄四两（30克），小蓟半两（15克），滑石半两（15克），木通半两（9克），蒲黄半两（9克），藕节半两（9克），淡竹叶半两（9克），当归半两（9克），栀子半两（9克），炙甘草半两（9克）。上为散，每服四钱，水一盏半，入灯心草煎至八分，去渣温服。

本方乃为"下焦瘀热，而致血淋，尿中带血，小便频数，赤涩热痛，或尿血，舌红，脉数"而设的方。小蓟饮子为《小儿药证直诀》之导赤散（生地黄、木通、甘草梢）加味而成。导赤散为清心利尿之轻剂，方名导赤者，取其引导心经火热下行意。一方无甘草、有黄芩，取黄芩清肺以宣通水之上源；一方多灯心草，乃增强清心利尿导热之功。导赤散用于急性肾盂肾炎之小便数急、刺痛者，可入白茅根、车前子之类。而小蓟饮子又为治血淋之要方，《成方便读》有"山栀、木通、竹叶清心火下达小肠，所谓清其源也；滑石利窍，分消湿热从膀胱出，所谓疏其流也。……瘀不去病终不瘳，故以小蓟、藕节退热散瘀；然恐瘀去则新血益伤，故以炒黑蒲黄止之，生地养之；当归能使瘀者去新者生，引诸血各归其所当归之经；用甘草者，甘以缓其急，且以泻其火也"的记载。

目前,本方临床多用于急性泌尿系感染而具下焦湿热证者。如李兆华在《肾与肾病的证治》(1979年版)一书中,有对急性肾炎因湿热损肾而肉眼可见血尿者,多用小蓟饮子加味以除下焦瘀热的介绍,并附有案例;另有"方中木通有损肾之弊,宜弃去"的论述。这说明李氏对木通所致的肾毒性已引起极大的关注,但并未表明只有含马兜铃酸成分的关木通"有损肾之弊"。

9.其他

含有木通的方剂尚有《华佗神医秘传》之血淋方,由白茅根、芍药、木通、车前子、滑石、黄芩、乱发灰、冬葵子组成,主治血淋;《普济方》之石韦散,由石韦、木通、车前子、瞿麦、滑石、榆白皮、冬葵子、赤芍、甘草组成,适用于石淋、热淋;《局方》之石韦散,由芍药、白术、滑石、冬葵子、瞿麦、石韦、木通、王不留行、当归、甘草组成,主治肾气不足、膀胱有热、水道不通之石淋证;《证治准绳》之琥珀散,由滑石、琥珀、木通、扁蓄、木香、当归、郁金组成,适用于下焦湿热之诸淋;《太平圣惠方》之木通散,由木通、泽泻、苦壶卢子、猪苓、汉防己、海蛤组成,具有利水消肿之效;《鸡峰普济方》之石韦饮子,由石韦、瞿麦、木通、陈皮、茯苓、芍药、桑白皮、人参、黄芩组成,具有补中益气、利气导滞之效,适用于气淋;《鸡峰普济方》之木通子芩汤,与《华佗神医秘传》之血淋方比较,只少了一味车前子。总之,木通为通淋之要药,含木通的方剂甚多,不作赘述。这些均说明了木通的应用价值功不可没。

二、木通、防己药物基原及功效概述

(一)木通类

木通始载于《神农本草经》,被列为中品。以其为木质藤本,茎中导管粗大,断面可见众多细孔,两头相通,故名"木通"。《神农本草经》原作"通草",义同。李时珍曰:"有细细孔,两头皆通,故名通草,即今所谓木通也。"其在处方中则有木通、关木通、苦木通、炒木通、薄木通之异名。许多中药学书籍中由于多种原因导致关于木通的名称比较混乱,如《中华药海》"木通"条中就有"为木通科植物,关木通、川木通、百木通、三叶木通木质茎"的记载。就品种考证及来源,木通可分为3类,分别为木通科的木通(五叶木通）、三叶木通和白木通，马兜铃科马兜铃属关木通，以及毛茛科铁线莲属植物大木通、毛木通、金丝木通、甘木通、小木通、紫木通、川木通（包括绣球藤、小木通等）、花木通、细木通、新疆木通、辣木通（尚有毛茛科植物山木通，以及在江南地区以毛茛科植物钝齿女萎的藤茎作为山木通、木通、大木通、川木通入药）。

1. 木通

此类木通为木通科植物木通（又称五味木通，《救荒本草》称野木瓜）、白木通（《植物名实用考》称拿藤）、三叶木通（陕西称甜果木通，浙江称三叶拿藤、三叶瓜藤）。本品当视为木通正品使用。

本品在历代本草中有众多的名谓，如《神农本草经》名通草、附支；《吴晋本草》名丁翁；《广雅》名丁父；《药性论》名王翁、万年、万年藤。

本品的化学成分主要含木通苷，以及木通苷水解所得的常春藤皂苷元、齐墩果酸、葡萄糖与鼠李糖等。现代药理研究有利尿与抗菌作用。

综观历代文献，认为木通味苦气寒，入心、肺、小肠、膀胱经。《名医别录》称其"甘，无毒"；《本草纲目》称"木通上能清心通肺，治头痛，利九窍，下能泄湿热，利小便，通大肠，治遍身拘痛。《本经》及《别录》皆不言及利小便治淋之功，甄权、日华子辈始发扬之。盖其能泻心与小肠之火，则肺不受邪，能通水道，水源既清，则津液自化，而诸经之湿与热，皆由小便泻去，故古方导赤散用之"。《雷公炮制药性解》称"木通利便，专泻小肠，宜疗五淋等症"。而《本草新编》则称"木通逐水气、利小便，亦佐使之药，不可不用，而又不可多用，复用则泄人之气"，认为木通"苦寒损胃"，"胃气既伤，元气必耗，故用之为佐使则有功无过，尚多用之为君、则过于祛逐，元气必随水而走，安得不耗"。故木通可降热利尿、宣通血脉，主治小便赤涩热痛、淋浊、咽喉肿痛、口舌生疮、湿热痹痛、乳汁不通、血瘀经闭及痛经等。

配伍与应用

（1）配车前子，可增强其清热利尿之功。如《症因脉治》之车前木通汤，主治淋证。

（2）配冬葵子、滑石，可增强其清利湿热、利尿通淋排石之效，主治石淋、血淋。

（3）与生地黄、黄柏等泻火凉血之品相伍，主治心经有热、下移小肠之口舌糜烂、小便赤涩热痛。

（4）与生地黄、生甘草等泻火解毒药相伍，主治火热郁结上焦之咽痛喉痹，如《小儿药证直诀》之导赤散。

（5）配车前子、扁蓄，主治湿热蕴结于下焦、膀胱气化失司之小便不利，如八正散。

（6）与生地黄、淡竹叶配伍，主治心经热盛之口舌生疮或热淋刺痛，如小蓟饮子。

（7）与龙胆草、黄芩等清泄肝胆实火及下焦湿热药相伍，可使湿热从水道排出，如《医方集解》之龙胆泻肝汤。

（8）与茯苓、泽泻等淡渗利湿药相伍，能泻心火、导心经湿热从小便而去，主治湿热下注之热淋。

（9）与王不留行、穿山甲等下乳、通血脉之品相伍，主治产后气滞之乳汁不行，如下乳涌泉散。

其他木通制剂尚有《妇人大全良方》主治胁肋苦痛、小腹挛痛之木通散（木通、青皮、川楝子、萝卜子、小茴香、莪术、木香、滑石）；《小儿药证直诀》之导赤散（生地黄、甘草、木通）；《太平圣惠方》治小便涩、身体浮肿之治水气方（乌桕根皮、木通、槟榔）；《圣济总录》之通草饮（木通、桑白皮、石韦、赤茯苓、防己、泽泻、大腹皮），以治水肿、腹水；《神农本草经疏》之治尿血方（木通、牛膝、生地黄、天冬、麦冬、五味子、黄柏、甘草）；《太平圣惠方》《医学宗旨》《证治准绳》之三木通散；《医学入门》之万全木通散；《医宗金鉴》之五淋散（当归、赤芍、葶苈子、黄芩、木通、栀子、车前子、淡竹叶、滑石、冬葵子、甘草、赤茯苓），以治膀胱有热、血淋涩痛；《医宗金鉴》之葵子散（桑白皮、瞿麦、木通、栀子、赤茯苓、车前子、甘草、冬葵子），主治湿热蓄久之石淋。

2. 关木通

此类木通为马兜铃科植物木通马兜铃的藤茎。关木通茎含马兜铃酸 A、B、D，马兜铃苷，马兜铃酸 D 甲醚，木兰花碱等。现代药理研究表明，关木通煎剂对离体蟾蜍、豚鼠的心脏呈现非常类似洋地黄的作用，并有降低血压和利尿作用。

中医学认为，关木通味苦、性寒、有毒，归心、小肠、膀胱经，具有清心泻火、下乳通络之效。内无湿热者及孕妇慎服。本品用量过大可引起急性肾功能衰竭，甚至死亡。

3. 川木通

此类木通为毛茛科植物绣球藤、小木通等多种植物的藤茎。绣球藤叶含以齐墩果酸为苷元的绣球藤皂苷 A、B。现代药理研究认为，川木通有利尿作用。中医学认为，川木通味淡、微苦，性寒，归心、小肠、膀胱经，具有清热利尿、通经下乳的作用。气弱津伤、精滑遗尿、小便过多者及孕妇禁服。另外，作为川木通入药的同属植物尚有大花绣球藤、须芯铁线莲、盘柄线铁线莲、甘清铁线莲、粗齿铁线莲、毛芯铁线莲、晚花绣球藤等十余种，建议多用此类木通；作为毛茛科木通，尚有毛木通、山木通。

（二）防己类

防己始载于《神农本草经》，被列为中品。中医所用防己主要为防己科植物粉防己、木防己，马兜铃科植物广防己及异叶马兜铃植物汉中防己。脾为己土、喜燥恶湿，而本品能祛湿利水、防脾受湿恶，故名防己。

1. 防己

此类防己为防己科植物粉防己（汉防己）的块根。《神农本草经》称为解离，《本草蒙筌》称为载君行，《本草纲目》称为石解。

本品的化学成分主要含有汉防己甲素（汉防己碱）、乙素和丙素，具有降压、镇痛、抗过敏性休克、松弛横纹肌、抗菌、抗原虫、抗肿瘤等作用。

历代中医文献认为，粉防己苦寒，入膀胱、脾、肾经。《珍珠囊》称其"辛苦，阳中之阴"；《药性论》称其"味苦，有小毒"；《本草求真》称其"辛苦大寒，性险而健，善走下行，长于除湿、通窍、利道，能泻下焦血分湿热，乃疗风水要药"，同时指出"防己气味苦寒，药力猛迅，若非下焦血分实热实湿，及非二便果不通利，妄用此药投治，其失匪轻，不可不知"；《医林纂要》认为粉防己"泻心，坚肾，功专行水决渎，以达于下"。故粉防己具有利水消肿、祛风止痛之功，主治水肿、小便不利、风湿痹痛、脚气肿痛、疥疮、高血压等病症。

配伍与应用

（1）与桂枝配伍，可利水消肿、和营通阳、行水饮、散结气，治疗支饮痞坚、咳逆不得卧。

（2）与黄芪配伍，可益气利水，以冀利水消肿，如《金匮要略》之防己黄芪汤。

（3）与甘遂、葶苈子配伍，可治水肿脉证俱实者，如《圣济总录》之防己丸。

（4）与椒目、葶苈子配伍，可攻逐水饮、利水通便，如《金匮要略》之己椒苈黄丸。

（5）与茯苓配伍，可治疗皮水，如《金匮要略》之防己茯苓汤。

（6）与地黄、防风配伍，主治中风历节病，如《金匮要略》之防己地黄汤。

2. 木防己

此类防己为防己科植物木防己和毛木防己的根。木防己之名始载于《伤寒论》。

本品的化学成分为木防己碱等，具有镇痛、解热、抗炎、降压、松弛肌肉、抗心律失常、抑制血小板聚集、阻断交感神经节传递等作用。

中医学认为，木防己具有祛风除湿、通经活络、消肿解毒的功效，主治水肿、风湿痹痛、小便淋痛、闭经、跌打损伤、咽喉肿痛、疮痒湿毒等病症。

木防己根亦作防己入药，在山东省广为分布，其二者临床亦有差异。对此，《本草拾遗》认为"汉防己主水气，木防己主风气，宜通"；《长沙药解》认为"汉防己泄经络之湿淫，木防己泄脏腑之水邪"。

3. 广防己

此类防己为马兜铃科植物广防己的根。

本品的化学成分为马兜铃酸、马兜铃内酰胺、木兰花碱等。功效、主治同粉防己。

4. 汉中防己

此类防己为马兜铃科植物异叶马兜铃的根。

本品的化学成分及功效、主治同广防己。因其苦寒，不宜过量服用，以免损伤胃气。孕妇禁服。

三、关木通、广防己致肾毒性及其防治

近几年来，一些中草药特别是含马兜铃酸的中草药，引起肾毒性的临床报道不断出现，已成为国内外中西医界广泛关注的"焦点"话题之一。这其中最为突出的要属关木通和广防己了。

（一）概况

关木通、广防己导致的肾毒性，多因其所含的马兜铃酸。马兜铃酸于1953年首次被发现。早期研究发现，它有抗炎、抗肿瘤和免疫增强等活性，临床曾用于治疗炎症、感染性疾病，辅助治疗癌症；1964年，有人在进行癌症化疗1期临床试验时，发现它可导致急性肾小球坏死；1983年，有人报道了它的致癌性；1990年，有报道指出马兜铃酸代谢物马兜铃内酰胺能激活大鼠肿瘤细胞中的原癌基因；1996年，进一步证明了马兜铃酸与原癌基因的关系，并将马兜铃酸划归基因毒性致癌物；1999年至2000年，又有报道指出马兜铃内酰胺可激活与癌相关的基因，并证实了马兜铃酸、关木通、广防己的基因致癌毒性。

1993年，比利时披露了妇女因服含广防己的减肥药导致肾病的事件。经调查发现，大约1万名妇女服用了该药，其中110人患有晚期肾衰竭，部分患者还患有尿道癌症。1999年，英国有2名妇女因服含有关木通的"草药茶"治疗湿疹导致晚期肾衰竭。这两起事件在国际上引起了轩然大波。1997年，日本临床报道了大约11人服用当归四逆加吴茱萸生姜汤颗粒剂（每10.5克含关木通1克）导致的肾毒性事件，引起关注，实则《伤寒论》之当归四逆加吴茱萸生姜汤中，是通草而非木通。

（二）原因

关木通、广防己导致肾毒性的主要原因是关木通、广防己等含马兜铃酸的药物使用时间较长，剂量过大，以及药物的误用或混用。如前述的比利时肾毒性事件，就是由于将广防己当作汉防己使用所致；1999年，英国2例患者因将关木通当作川木通使用从而导致肾衰竭。

1. 木通

木通在我国共分 3 类。

（1）关木通：马兜铃科马兜铃属植物木通马兜铃的藤茎，主要成分有马兜铃酸 A、B、D，木兰碱，马兜铃苷等。

（2）川木通：毛茛科铁线莲属植物绣球藤、小木通等多种植物的茎藤，主要成分含有绣球藤皂苷 A、B。提倡多用本品。

（3）木通：木通科的植物五叶木通、三叶木通、白木通的茎藤，主要含有白桦脂醇、齐墩果酸和多种木通皂苷。2000 年版《中华人民共和国药典》（简称《中国药典》）只收藏了前两种，但根据记载，正品木通应为本品，现只在个别地区自产自销。笔者认为本品应恢复作正品木通使用。

2. 防己

中医所用防己有两类。

（1）马兜铃科马兜铃属的广防己（木防己、防己马兜铃）：主要成分有马兜铃酸（0.13%~0.24%）、马兜铃内酰胺、木兰花碱等。汉中防己为异叶马兜铃的根，亦属此类。

（2）汉防己：防己科植物防己（汉防己）的根，主要成分有汉防己甲素（汉防己碱）、乙素和丙素，具有降血压、抗过敏性休克、松弛横纹肌的作用。

此外，防己科木防己的根亦作防己入药，在山东省广有分布。

其他马兜铃属植物的药材主要有①马兜铃（北马兜铃和马兜铃的果实）：北马兜铃的果实含马兜铃酸，马兜铃的果实、种子含有马兜铃酸 A 和季胺生物碱。②天仙藤：为马兜铃和北马兜铃的带叶茎藤，含马兜铃酸。③青木香：为马兜铃及水马兜铃的根。明代以前本草著作所称的青木香，为菊科植物，现今所用的云木香、川木香、祁木香均为菊科植物。马兜铃根在《新修本草》中称土青木香，在《本草纲目》中称青木香，含有马兜铃酸 A、B、C，7- 羟基马兜铃酸 A，7- 甲氧基马兜铃酸；北马兜铃的根含有马兜铃酸 A、E。④寻骨风：为马兜铃属绵毛马兜铃的全草。其根茎含尿囊素、马兜铃内酯、马兜铃酸；茎叶含马兜铃酸 A、B，马兜铃内酰胺等。

（三）对策及防治

1. 对策

世界各国对上述情况都采取了不同措施，比较典型的是美国。美国虽然没有出现因服关木通、广防己导致肾毒性的报道，但美国FDA在2000年5月16日发布了《对产业界有关含马兜铃酸植物药和食品的通告》；同年5月31日又发布了《FDA对卫生行业的有关马兜铃植物药和食品的通告》。

上述通告列出了所有可能含马兜铃酸的植物名称，并指出此类植物大约有600种。其中重点指出的植物有马兜铃类、木通类、防己类、细辛类、铁线莲类，还列出了含有木通、防己或可能含有马兜铃酸成分的中成药，如龙胆泻肝丸、八正丸、纯阳正气丸、当归四逆丸、导赤散（丸）、跌打丸、冠心苏合丸、妇科分清丸等。但在列出的植物药、中成药中，有些并不含马兜铃酸，如细辛类，包括辽细辛、华细辛、汉城细辛，甚至部分地区作"细辛"药用的杜衡。当归四逆丸中含有细辛，也被列在禁用名单中，笔者认为这其实是不合理的，这种一概否定的作法也是不妥当的。另外，FDA还要相关产业重新审查自己现行的生产方式，对生产和经营的产品必须进行检测，确保不含马兜铃酸成分。如果发现相关临床病例，要按程序上报。极力禁止含马兜铃酸成分的产品进入美国市场。

英国和加拿大卫生部门也发布了类似的报告。新加坡颁布了对马兜铃科、属药物的管理办法。其规定自2000年11月15日开始，所有经营有关含有马兜铃属草药的中成药，进口商、制造商、分装商都必须在产品上加贴警示标签；所有进口和批发所列马兜铃属药材的商家自2000年10月15日起，要准确记录有关销售情况，以便追踪药材去处；进口商在报关时要提供所列药材的中文名和拉丁名；书面保证做好销售记录。

我国药品监督和卫生管理部门早在20多年前即采取了有力的措施，如在20世纪90年代即已将关木通、广防己、青木香及朱砂莲、寻骨风从相关法典中剔去。在2015年版《中国药典》中，来源于马兜铃科植物的仅有马兜铃、天仙藤和细辛3种。2020年版《中国药典》取消收录了马兜铃、天仙藤。针对关木通、广防己的肾毒性问题，笔者认为应采取以下几点措施。

（1）建立中药肾毒性研究中心和检测网络，组织相对固定的研究队伍，收集有关资料，开展较深入的研究。

（2）由于我国中药资源丰富、传统的给药途径很多、药物基原繁杂，给正确使用中药造成很大困难和不便，所以建议对相关药材进行鉴定，确定其是否含马兜铃酸，并加以分类管理。

（3）建立临床中草药肾毒性检测手段，对不同药物所致肾毒性的临床和病理特点、中毒剂量、预后等进行深入了解，积极开展肾毒性治疗。

（4）加强有毒药物的药学研究，强化中药新药开发过程中急慢性毒理试验。

2. 防治

目前，国内外对防治马兜铃酸导致的肾毒性形成的共识是：临床慎用，严格控制用药剂量和用药时间，避免超量和长期服用；发现中毒立即停药，并尽可能早发现、早治疗。但国内外的救治结果大多无效且预后不良。下面笔者针对防治工作提出 4 点意见，仅供参考。

（1）严格控制剂量，关木通一般每次 3~6 克，每天 1 次，水煎服。孕妇及产后、体弱、年老、既往有肾病史者，必须慎用。

（2）关木通中毒之病变进展缓慢，往往能迁延 1 个月左右，因此不能忽视早期治疗。

（3）若见尿少、尿闭、舌胖苔白润者，为肾气虚，治宜补气利水、交通心肾，可用生黄芪 45 克、肉桂 6 克、黄柏 10 克，水煎，蜂蜜 60 克调匀温服。

（4）若见腹胀欲呕、便溏尿少、苔白厚腻、脉迟紧，则为寒积内结、浊阴上逆之证，治宜温散寒凝而开闭结，通下二便以消秽浊，可用熟附子 15 克、大黄 10 克、干姜 15 克、厚朴 15 克，久煎温服。

由于关木通、广防己导致肾毒性的影响，目前已经涉及整个中草药的安全问题。据报道，有肾毒性的中药有山慈菇、雷公藤、泽泻、桂皮、独活、水蛭、厚朴、草乌、苍耳子、全蝎、斑蝥、雄黄、天花粉、巴豆、使君子、大风子、土贝母、鸦胆子、白头翁、槟榔、黑豆、蜈蚣、牵牛子、土牛膝、土槿皮等。因此，临床医生应重视中草药的肾损性问题，慎用或禁用有肾毒性的中药，充分体现"有其病，用是药"的中医理论原则，充分发挥中药治病特点，更好地为社会服务。

柴苓汤在肾病治疗中的应用

柴苓汤见于《沈氏尊生书》《寿世保元》《西塘感证》，由《伤寒论》中小柴胡汤、五苓散二方组成。本文宗于《黄帝内经》《难经》"肾主水液""少阳属肾"及"三焦气化"之说，而作柴苓汤解，并阐明柴苓汤在肾病治疗中，取其调达气机、化气行水、健脾渗湿之功效，以"上焦开发""中焦主化""下焦主出"为其治病机制。

肾脏是人体的重要器官，现已知其生理功能是排泄代谢废物、调节体液、分泌内分泌激素，维持人体内环境稳定，以冀新陈代谢正常进行，这又恰与中医的"肾主水液"理论相侔。若肾主水液及三焦气化功能失司，则可导致体内水液潴留，泛滥肌肤，发为水肿。而中医的水肿又与西医的急慢性肾炎、肾病综合征所表现的水肿较为相近。本文就柴苓汤的功能及其在肾病中的应用机制进行介绍。

一、肾主水液

《素问·上古天真论》云："肾者主水，受五脏六腑之精而藏之。"《素问·逆调论》云："肾者水脏，主津液。"这说明肾中精气的气化功能，对体内津液的输布和排泄、维持体内津液气化具有重要的调节作用。《素问·经脉别论》云："饮入于胃，游溢精气，上输入脾，脾气散精，上归入肺，通调水道，下输膀胱，水精四布，五经并行。合于四时五脏阴阳，揆度以为常也。"其说明了在正常的生理情况下，津液的气化是通过胃的摄入、脾的运化和转输、肺的宣散和肃降、肾的蒸腾气化，以三焦为通道，输布至全身的，经过气化后残余的，则化为汗液、尿液和浊气排出体外。而肾中精气的蒸腾气化，实际上主宰着整个津液气化的全过程，因为肺、脾等脏对津液的气化功能，均赖于肾中真元的蒸腾气化功能。

水分清浊，清者上升，浊者下降，清中有浊，浊中有清。这说明水液气化是一个复杂的生理过程，涉及多个脏腑的一系列生理功能；也反映了水液在运行全过程中，构成了一个气化功能系统，人体寓有一个有条不紊的水液运行构造。

脾为胃行其津液，是指脾胃通过经脉一方面将津液"以灌四旁"和全身，另一方面将津液上输于肺，此即脾的散精功能。同时，小肠的泌别清浊功能，与尿量有极为密切的关系。《素问·灵兰秘典论》云："小肠居胃之下，受盛胃中水谷而分清浊，水液由此渗入前，糟粕由此而归于后，脾气化而上升，小肠化而下降，故曰化物出焉。"由此可见，小肠的泌别清浊功能，是脾胃升降功能的具体表现。因此，饮入于胃，在中焦脾胃及小肠的作用下，将水中之精上输上焦达肺，水中之浊通过下焦而达肾，此即"中焦如沤""中焦主化"之意。

清中有清，清中有浊。肺主宣发和肃降，具有调节腠理、司开合之功能。在肺主气、司开合的作用下，将清中之清（水中精微物质）外达肌表，"熏肌、充身、泽毛，若雾露之溉"，即"上焦如雾""上焦主纳"之意；残余的水液或为浊气呼出体外，或化为汗液通过"玄府"排出体外。而清中之浊者，又在肺主肃降的作用下，通过三焦的通道而达肾，故又有"肺为水之上源"之说。

浊中有清，浊中有浊。通过三焦通道归肾之水，在肾阳的蒸腾气化作用下，将浊中之清通过三焦的通路，重新上输于肺；而浊中之浊，在肾的气化作用下，生成尿液下输膀胱。《素问·灵兰秘典论》云："膀胱者，州都之官，津液藏焉，气化则能出矣。"这说明膀胱的贮尿和排尿功能又全赖肾的气化功能。所谓膀胱的气化，实际上是隶属于肾的蒸腾气化的，下焦残余的水液排出体外全赖于此，此即"下焦如渎""下焦主出"之意。

《素问·灵兰秘典论》云："三焦者，决渎之官，水道出焉。"决，疏通之意；渎，即沟渠之形，决渎即通调之道。鉴于三焦在经络属少阳，内联三阴，外联二阳，具有沟通水道、运行水液的作用，是水液升降出入的通路。并且，全身水液是由肺、脾、胃、大肠、小肠、肾和膀胱等多脏腑的协调作用下完成的。其特点必须以三焦为通道，才能正常地升降出入。《灵枢·营卫生气》

的"上焦如雾""中焦如沤""下焦如渎"概括了三焦是"脏腑之外，躯体之内，包罗诸脏，一腔之大腑也"。故三焦的气化功能在水液气化过程中起重要的协调作用。

"肾主水液"主要是指肾中精气的蒸腾气化功能，主宰着整个水液运行的代谢活动。而三焦又主持诸气，总司全身的气机和气化，即三焦既是气化升降出入的通道，又是气化的场所。元气是人体最根本之气，又根于肾，通过三焦而充沛于全身，故《难经·三十一难》有"三焦者，气之所终始也"之说，《难经·三十八难》有"原气之别焉，主持诸气"之说，《难经·六十六难》有"三焦者，原气之别使也，主通行三气（宗气、营气、卫气），经历五脏六腑"之说。故而，整个水液气化过程，是以"肾主水液"为核心，以三焦气化为内容构成的系统。

由此可见，"肾主水液"的核心是三焦气化与水道出焉功能的正常与否。《中藏经》云："三焦者……领五脏之腑，营卫经络，内外上下左右之气也，三焦通，则内外上下皆通也，其于周身灌体，和调内外，营左养右，导上宣下，莫大于此者也。"此即三焦在经络上属少阳，内联三阴，外联二阳，为入病之道路、出病之门户。并且，"三焦者，决渎之官，水道出焉"，又为"水谷之道路"，故水液气化过程中，三焦起重要的协调作用，称为"三焦气化"。

总而言之，若水湿之邪，浸渍肌肤，郁于少阳，致少阳枢机不利，三焦气化失司，水道壅滞，而症见往来寒热、胸胁苦满、心烦喜呕、小便不利、肢体浮肿者，治宜调达枢机、化气利湿，予以柴苓汤主之。此乃柴苓正治之法。约而言之，证有上、中、下焦之分。

在水液气化中，达肺中之水为水中之清和浊中之清，故有"肺为水之上源"之说。肺在宣发和肃降运动时，体内津液的输布、运行和排泄有疏导和调节作用。若肺失宣降，则不能通调水道，发为全身水肿者，此为"上焦主纳"失司之证。

《素问·水热穴论》云："肾者，胃之关也，关门不利，故聚水而从其类也。上下溢于皮肤，故为胕，胕肿者，聚水而生病也。"这说明胃阳不足，脾阳不振，中焦气化失司，脾主为胃行其津液功能障碍，以致水饮溢于肌肤，则为痰饮、水肿，并伴有恶心呕吐、胸脘痞满等症，此乃"中焦主化"失司之证。

"肾主水液"是指肾脏具有主持全身水液代谢、调节体内水液运行呈稳定状态的功能，即肾的气化作用。而"下焦主出"是"肾主水液"功能的组成部分，是狭义的"肾主水液"的功能，即脏腑、组织利用后的水液，以三焦通道而归肾，经肾的气化作用，分为清、浊两部分，清者复经三焦通道上升，归肺而散布于全身；浊者变成尿液，下输膀胱，从尿道排出体外。如此往复循环，以维持人体水液代谢功能的正常。若肾气衰微，阳不化气，则易发面目浮肿、腰肢沉重、四肢不温、尿少等症，此即"下焦主出"失司之证。

二、少阳属肾

阴阳互根，阴阳之根同于肾。肾中之阳又称命门之火，为少阳相火之源，故少阳之根出于肾。《灵枢·本输》有"少阳属肾"之说，元阳闭藏即是少阴，元阳活动即是少阳。一静一动，一体一用，体之枢在少阴，动之枢在少阳。元阳为全身动力之源，故《难经》称元阳"为五脏六腑之本，十二经脉之根，呼吸之门，三焦之源"。《慎斋遗书》认为"枢机有二，一者两肾中间一阳藏处，命门是也"，为"人身之枢也"。

人体开合、升降、出入之枢，不动在少阴，动在少阳，故《黄帝内经》有"凡十一脏取决于胆也""胆者中正之官，决断出焉"的记载。少阳内联三阴，外出三阳，为入病之门户、出病之道路。少阳在足为胆，脏腑活动听从胆之决断；在手为三焦，三焦分属胸腹，是水谷出入的道路。其经脉布膻中，散络于心包，总司人体的气化活动。三焦主少阳相火，导引命门之气和胃气分布周身，上焦心肺一气一血，赖宗气之敷布；下焦肝肾一潜一藏，赖元气之蒸腾；中焦脾胃一升一降，赖中气之转输。故《难经》称三焦为"原气之别使，主持诸气"，"为水谷之道路，气之所始终"。《中藏经》云："三焦者，人之三元之气也，三焦通则内外左右上下皆通也，共于周身灌体，和内调外，营左养右，导上宣下，莫大于此。"因胆主决断，三焦通达，关键是阳动，故《周慎斋遗书》云："少阴肾，天一所生，为三阴初入之处。少阴者，阴之枢也。由少阴而入，则为厥阴；由厥阴而进，则为太阴，太阴，阴之至也。阴极而阳生，阳之初生而始发，则从胆，胆为转阴至阳之地，为少阳，是阳之枢也。由少阳而阳明，由阳明而太阳，太阳为阳之极，而又转入阴，则少阴少阳为阴阳初入之枢，枢者如门户之枢也。阴必从阳，故三阴之出入。亦在少阳，阴之不利，由阳之不利，所以阴以阳为主也。"从而揭示了"少阳属肾""少阳主枢"及柴苓汤治疗肾病水肿的机制。

三、柴苓汤解

笔者于 40 年前，侍诊于吉忱公侧，见公用柴苓汤治急慢性肾炎，弗明不解，遂请释迷。公对曰："柴苓汤，方祥见于《沈氏尊生书》，原是为阳明疟而设的方。今用此方，当熟谙《黄帝内经》《难经》，晓然'肾主水液''少阳属肾'及'三焦气化'之说。柴苓汤由小柴胡汤（柴胡、黄芩、人参、半夏、甘草、生姜、大枣）合五苓散（猪苓、泽泻、白术、茯苓、桂枝）组成。《寿世保元》有'一应发热憎寒，非杂病发热者'用之之语，并认为'此邪在半表半里也'。而董废翁在《西塘感证》中有'见腹胀满，咽干自利，脉不浮而沉数者，太阴证也，柴苓汤'和'凡从阳经传入阴经者，不作阴证，应从阳经中治'之语。今用柴苓汤，取其和解少阳、化气行水、健脾渗湿之功效。验诸临证，凡急慢性肾炎、肾病综合征，而见少阳证、小柴胡汤证、五苓散证者，均可化裁用之，尤其是柴胡证，但见一证便是，不必悉俱。尔当博览群言，沉思力索，以造诣于精微之域，自有深造逢源之妙。"此即本文立题之渊源。

本方为《沈氏尊生书》之柴苓汤，由小柴胡汤合五苓散组成。小柴胡汤、五苓散均出自张仲景《伤寒论》。小柴胡汤，柯琴在《伤寒来苏集》中喻为"少阳枢机之剂，和解表里之总方"，列为和解诸方之首；尤在泾在《伤寒贯珠集》中认为"小柴胡一方和解表里，为少阳正治之法"；王旭高在《退思集类方歌注》中称小柴胡汤为"和解少阳之方也"，并有"少阳百病此为宗"之语。小柴胡汤证的病机是血弱气尽，邪气因入，枢机不利，邪郁少阳。正如《黄帝内经》所云："邪之所凑，其气必虚。"小柴胡汤多为后世医家所推崇。如清代唐容川，于仲景言外之旨别有会心，其在《血证论》中尝云："此方乃达表和里，升清降浊之活剂，人身之表，腠理实营卫之枢机；人身之里，三焦实为脏腑之总管，惟少阳内主三焦，外主腠理。论少阳之体，则为相火之气，根于胆腑；论少阳之用，则为清阳之气，寄于胃中。方取参、枣、甘草以培养其胃；而用黄芩、半夏降其浊实；柴胡、生姜升其清阳，是以气机和畅，而腠理三焦，罔不调治。"唐氏所论，提示了小柴胡汤由苦味药（柴胡、黄芩）、辛味药（生姜、半夏）、甘味药（人参、大枣、甘草）组成。苦、辛二类，乃成辛开苦降之伍，以凑升清降浊之效。并且此方之验，除辛甘苦降之伍外，又妙在人参、甘草二味。董废翁在《西塘感证》中云："此方之妙，全在参甘两味，养汗以开玄府。犹之参苏饮之人参，助肺气以托邪；桂枝汤之甘芍，和营血以发卫；补中益气之参芪，助升提以散表……少阳主三阳之枢，邪入其经，汗吐下三法，皆在禁例，然则邪何以去之，必转其枢机。俾此经之邪，从阴来还之于阴，从阳来还之于阳，以分溃也。然转枢必赖中气健运。中气健运，共资于人参甘草。"而喻嘉言亦有"方中既用人参甘草，复加生姜大枣，不言其复，全借胃中天真之气为斡旋"的论述。

五苓散在《伤寒论》中，原是为太阳表邪未解，内传太阳之腑，以致膀胱气化不利，遂成太阳经腑同病的蓄水证而设的方，具有利水渗湿、温阳化气之功效。方中重用泽泻为主药，取其甘淡性寒，直达肾与膀胱，利水渗湿；辅以茯苓、猪苓之淡渗以增利水渗湿之功；佐以白术健脾而运化水源，转输精津，使水精四布而不直驱于下，佐以桂枝能入膀胱温阳化气，以冀利水通便之功。故本方被医家公认为治疗肾炎水肿之良剂。如《医宗金鉴》有"泽泻得二苓下降，利水之功倍，小便利而水不蓄矣。白术须桂上升，通阳之效捷"之语。又如《古今名医方论》中赵羽皇尝云："五苓散一方，为解膀胱之水而设。亦为逐内外水饮之首剂也，盖水液虽注于下焦，而三焦俱有所统，故肺金之治节有权，脾土之转输不怠，肾关之开合得宜，则溲溺方能按时出。若肺金不行，则高源化绝，中焦不运，则阴水泛流，坎脏无阳，则层冰内结，水终不能行。不明其本，而但理其标，可乎？方用白术培其土，土旺而阴水有制也；茯苓以益金，金清而通调水道也；桂味辛热，且达下焦，味辛则能化气，性热专主流通，州都温暖，寒水自行；再以泽泻、猪苓之淡渗者佐之，禹功可奏矣。"

小柴胡汤具有调达枢机、升清降浊之效；五苓散具有利水渗湿、温阳化气之功。清代王子接在《绛雪园古方选注》中称小柴胡汤"七味主治在中，不及下焦，故称之曰小"，谓五苓散"苓臣药也。二苓相辅则五者之中，可为君药矣，故曰五苓。猪苓、泽泻相须借泽泻之咸以润下，茯苓、白术相须，借白术之燥以升精。脾精升则湿热散，而小便利、即东垣欲降先升之理也"。然欲小便利者，又难越膀胱一腑，故肉桂热因热用，内通阳道，使太阳里水引而竭之。由此可见，由二方组成之柴苓汤，具有枢转气机、通调三焦、利水渗湿之效，以达"上焦开发""中焦主化""下焦主出"之功。

因受吉忱公的学术思想影响，笔者在柴胡剂研究中，崇尚验方，广集时方，力求读仲景之书而察其理，辨后世之方而明其用。熟读《伤寒论》而有

《少阳之宗》付梓，阐明柴胡剂有调达枢机、临证辄取少阳转枢之功，并述小柴胡汤及其变方百余首，柴苓汤即其一，广验于临床，每收卓效。故宗以文献，参以己见，而作此解。

附：验案二则

医案一：患者，男，18岁。

初诊（1990年3月）：发热、恶寒3天，伴面睑浮肿1天。患者3天前开始自觉发热、微恶寒、咽部不适，自认为是感冒，服"感冒胶囊"无效。于昨日晨起发现面睑浮肿较重，小便如浓茶色，因自疑为"肾炎"而就诊。刻下症见面睑浮肿，舌苔白，脉数。尿常规：红细胞（+++），颗粒管型少量，蛋白（++）。

辨证：枢机不利，气化失司，水邪溢于肌肤。

诊断：风水（急性肾小球肾炎）。

治法：枢转气机，通调三焦，利水渗湿。

方药：柴苓汤加减。

处方：柴胡18克，黄芩18克，红参3克，半夏6克，茯苓15克，猪苓15克，白术12克，泽泻12克，肉桂3克，黄芪12克，白茅根30克，益母草30克，金银花30克，连翘12克，赤小豆30克，麻黄10克，生姜、大枣各10克。水煎，去渣再煎，温服，日1剂，分2次服。

复诊：服上药6剂后风水证消失，尿常规未见明显异常。为巩固疗效，上方继服5剂。复查尿常规无明显异常。嘱每日用白茅根30克、益母草15克煎汤代茶饮。随访至今未复发。

按语：今用柴苓汤，取其和解少阳、化气行水、健脾渗湿之功效。验诸临证，凡急慢性肾炎、肾病综合征而见小柴胡汤证、五苓散证者，均可化裁用之，尤其是柴胡证，但见一证便是，不必悉俱。因本案患者发热、微恶寒、咽部不适、小便如浓茶色，提示其外有表邪，内有里热，故合入麻黄连翘赤小豆汤，予以表里双解之法。

医案二：患者，女，22岁。

初诊（2012年6月20日）：患者自2010年开始，出现面部及双下肢水肿，诊断为"肾病综合征"，曾去省城医院多次住院治疗。2011年3月4日，在某医院查血生化：血清白蛋白20.33g/L，甘油三酯3.39mmol/L，总胆固醇

11.46mmol/L；尿常规：隐血（＋），蛋白（＋＋）。2011年4月23日，在济南某医院行肾穿刺取活检，病理结果提示膜性肾病（Ⅱ期）。2012年，查尿常规：蛋白（＋＋），白细胞（＋），酮体（＋）。一直服用激素、双嘧达莫等药治疗。刻下症见患者眼睑及四肢浮肿，脘腹胀满，腰以下肿甚，满月睑，水牛背，食少便溏，小便短少，面色萎黄，神疲肢冷，舌淡，苔白滑，脉沉缓。

辨证：枢机不利，脾肾阳虚，三焦气化失司。

诊断：皮水（肾病综合征）。

治法：枢转气机，通调三焦，利水渗湿。

方药：柴苓汤加减。

处方：柴胡20克，黄芩12克，红参10克，姜半夏10克，茯苓15克，猪苓10克，泽泻15克，炒白术15克，桂枝12克，赤灵芝12克，黄芪30克，僵蚕12克，炙甘草10克，生姜3片，大枣4枚。水煎，去渣再煎，温服。

复诊：服药10剂后，诸症减轻，浮肿消失。遂嘱上方于晨卯时服用，午、晚予以济生肾气丸合五苓散、当归芍药散易汤化裁服之。

三诊（2013年1月20日）：经中药治疗半年，诸症悉除，尿常规未见明显异常。予以柴苓汤每日晨卯时服用，以善其后。

按语： 柴苓汤由小柴胡汤合五苓散组成。关于小柴胡汤，《血证论》云："乃达表和里，升清降浊之活剂。人身之表，腠理实为营卫之枢机；人身之里，三焦实为脏腑之总管，惟少阳内主三焦，外主腠理。"五苓散乃利水渗湿、化气通脉之要剂。故柴苓汤可枢转气机，通调三焦，化气通脉，利水消肿。以济生肾气丸合五苓散、当归芍药散易汤服之，可益元化气通脉。

泌尿系结石证治

泌尿系结石，包括肾、输尿管、膀胱结石。因其有小便频数短涩、滴沥刺痛，小腹拘急引痛，故属中医学"石淋""血淋"范畴，对此历代医籍皆有论述。如《金匮要略》云："淋之为病，小便如粟状，小腹弦急痛引脐中。"又如《诸病源候论》云："石淋者，淋而出石也。"而《备急千金要方》则有"石淋之为病茎中痛，尿不得卒出"的记载。

石淋的发生，《诸病源候论》有"诸淋者，肾虚而膀胱热故也。膀胱与肾为表里，俱主水，行于胞者，为小便也。脏腑不调，为邪所乘，肾虚则小便数，膀胱热则小便涩，其状小便疼痛、涩数、淋沥不宣，故谓之淋也"的记载。其又云："肾主水，水结则化为石，故肾客砂石，肾虚为热所乘，热则成淋，其病之状，小便则茎里痛，尿不能卒出，痛引小腹，膀胱里急，砂石从小便道出，甚则令塞痛闷绝。"由此可见，泌尿系结石的病机，是由肾与膀胱的气化功能失常所致。初起，多因湿热蕴结下焦，煎熬尿液而生，症见小便淋沥涩痛、痛引小腹，或及腰部，或及会阴，尿中带血，口渴，舌苔黄腻，脉滑数。此属实证，治宜清热利湿、化石通淋，方以八正散或《证治汇补》之石韦散化裁。淋久不愈，脾肾气虚，膀胱气化无权者，症见神疲肢倦、形寒肢冷、腰膝酸软、面色㿠白、纳食呆滞、少气懒言、小便淋沥或频数、舌淡苔白薄、脉沉经细无力。此多属虚证，治宜健脾温肾、化石导滞，方以地黄丸合海金散加减。若结石久停，气化不利，阻碍气机，致气滞血瘀者，治宜活血通瘀、化石散结，方以《局方》之石韦散化裁。若为虚实夹杂之证，治宜标本兼顾、随证施治。总之，要运用四诊八纲，以辨证求因、审因论治。根据各个证型的特征，参以化石、清热、活血、利尿、理气、止痛诸法，方可病愈。

一、方药选择

泌尿系结石的诊断，以症状、实验室检验、X线检查为依据，又以结石排出或化消为治愈标准。验诸临证，促进结石排出和化解有4个常用方剂和7类常用药物。

（一）方剂

1. 八正散（《局方》）

木通、瞿麦、车前子、萹蓄、滑石、炙甘草、栀子、大黄各等分。为粗末，每服二、三钱加灯心草煎水送服。近代用法多作汤剂，水煎服，用量按原方的酌情增减。

方中木通、车前子、灯心草降火利水；伍以萹蓄、瞿麦则通淋之力更强，滑石通窍散结，栀子引火下行；佐以大黄苦寒下达，配以甘草调和药性，以防苦寒之太过，临床多用梢，取其下达茎中、缓急止痛。诸药合用，具有清热泻火、利尿通淋之效，为石淋之常用方。

2. 石韦散

考证其方有五，名同而药略有小异，今验诸石淋有效者，共计有四。

（1）《证治汇补》之石韦散：石韦、冬葵子、瞿麦、滑石、车前子各10克，水煎服。方中石韦伍瞿麦、车前子清利湿热以通淋，冬葵子、滑石利窍通淋、除湿之稽者，乃疗湿热淋之通剂。

（2）《普济方》之石韦散：石韦6克，木通4.5克，车前子10克，瞿麦6克，滑石10克，榆白皮10克，冬葵子10克，赤茯苓12克，甘草3克，葱白5寸，水煎服。榆白皮与冬葵子性皆滑利、味亦相同，木通通淋，赤茯苓渗湿，多此三味，与《证治汇补》之石韦散相较，则清热利湿之功倍、通淋化石之效增，故适用于湿热蕴结下焦而发淋证者。

（3）《证治准绳》之石韦散：石韦、赤芍各15克，白茅根30克，木通10克，瞿麦12克，芒硝6克，冬葵子10克，木香10克，滑石12克，水煎服。方中白茅根、赤芍清热利尿、凉血活血，对血尿有益。芒硝性最阴，善于消物，王好古认为"硝利小便""润燥软坚泄热"，李时珍云其"走血而调下，荡涤三焦肠胃实热"。木香味辛而苦，下气宽中，黄宫绣称其"为三焦气分要药"，合入通淋诸药，则具清热凉血、利湿通淋、理气导滞之效。故本方适用于石淋而兼见小便涩痛、大便干结、下焦蕴热较剧者。

（4）《局方》之石韦散：石韦 15 克，芍药 15 克，白术 15 克，滑石 15 克，冬葵子 10 克，瞿麦 15 克，木通 10 克，当归 10 克，王不留行 10 克，水煎服。方中石韦、滑石、冬葵子、瞿麦、木通清热利湿通淋；白术补脾燥湿，黄宫绣称其"为脾脏补气第一要药"；当归辛香善走，有"血中气药"之称，故有补血活血之效；白芍缓急止痛，为疗诸痛之要药，并且同白术可补脾；王不留行功专通利，《本草便读》言其有治淋痛之效。故本方对虚实夹杂、气滞血瘀证疗效较佳。

3. 地黄丸（《普济本事方》）

熟地黄 45 克，肉苁蓉 15 克，白茯苓 15 克，桂枝 15 克，附子 15 克，五味子 10 克，黄芪 45 克。共细末，炼蜜，丸如梧子大，每服 40~50 丸，1 日 2 次。

方中熟地黄、肉苁蓉、五味子填精益血；附子、桂枝助阳化气；黄芪、白茯苓温运阳气，利水渗湿。诸药合用，则脾肾气充，气化有司。故本方适用于脾肾气虚、气化无权而致石淋者。为资卓效，临证每加海金沙、金钱草、鸡内金、补骨脂、胡桃仁、鱼脑石溶解，软化结石诸药，见效尤捷。

4. 海金散（《证治准绳》）

海金沙、肉桂、炙甘草、赤茯苓、白术、芍药、泽泻、滑石、石韦研细末，灯心草煎汤，空腹温服，今亦可作汤剂。

方中以海金沙、石韦、滑石、灯心草、茯苓、泽泻诸药利水通淋，肉桂温肾，白术健脾，渗利之药甚多，佐以芍药敛阴，乃为虚实夹杂之淋证而设的方。

（二）药物

1. 溶解结石药

（1）海金沙：甘淡利水，寒可清热，其性下降，功专通利小便。李时珍用治热淋、膏淋、血淋、石淋、茎痛，称其为"小肠、膀胱血分药"。用治热淋急痛，《普济方》云："与甘草、滑石为伍，治小便不通与腊南茶、生姜为伍。治血淋涩痛，但利水通，则清浊自分，海金沙末，新汲水或砂糖水服一钱。"因渗利之品，多能伤阳，故《本草求真》明言："肾脏真阳不足切忌。"

（2）金钱草：首载于《本草纲目拾遗》。主治热淋、玉茎肿痛，可利尿排石，为治胆结石、尿路结石常用之品。《本草推陈》称其"为强心利尿药，用于泌尿系疾患，热淋、砂淋等症极有功效"，并有配玉米须、萹草、瞿麦、薏苡仁、蜀葵根等治石淋的记载。

（3）鸡内金：汪昂谓其能"通小肠、膀胱"；杨时泰称"淋沥最痛者亦治之"；《医林集要》有"治小便淋沥，痛不可忍，鸡肫内黄皮五钱，阴干烧存性，作一服，白汤下"的记载。今多用于治疗胆结石及泌尿系结石，取其"独受三阴具足之气"而有化石通淋之功。

（4）鱼脑石：系石首鱼科动物大黄鱼和小黄鱼头骨中的耳石。《本草备要》谓其主治石淋，《本草述钩元》有以"石首鱼头石十四个，当归等分为末，水二升煮，一升顿服"治疗石淋、诸淋的记载。

（5）朴硝、诸硝：通生于盐碱地，状似末盐，见水即消，又能消化诸物，故谓之硝。《神农本草经》云其"能化七十二种石"。李时珍谓其具有利大小便、破五淋之效。《简要济众方》云："治小便不通，白花散。朴硝不以多少，研为末，每服二钱七，温茴香酒调下，不拘时服。"

（6）硼砂：甘微咸凉，《本草备要》谓其"能柔五金而去垢腻"，《本草述钩元》称"柔物去垢，杀五金与硝石同功"。《中国药学大辞典》谓其"能增进利尿之功，且可制止尿道及膀胱之炎症"。然本品克伐力强，内服量汤剂不过3克，丸、散不越1克，并且易耗气伤正，故不宜久服。

（7）核桃仁：甘平气温，入肝、肾经，可滋肺、利三焦、调血脉、补肾益命门。李时珍谓核桃仁可利小便，主治石淋。《本草述钩元》有"石淋痛楚，便中有石子者，核桃肉一升，细米煮粥一升，相合顿服，即瘥"的记载。《神农本草经疏》云："多食利小便者，以其能入肾固精，令水窍常通也。"故肾虚气化无权致结石者，必用此药。因其性热，故唯虚寒者宜用。

（8）乌梅：味酸涩，诸本草皆述其可疗尿血之证，今用于泌尿系结石，乃取"收而能化"之义。《本草纲目》治小便尿血"以乌梅烧存性，研末醋糊丸梧子大，每服四十丸"。现代药理研究表明，乌梅含有机酸（柠檬酸、林檎酸等），能与生物碱结合成盐，使其溶于水，故乌梅对碱性尿结石有一定的溶解作用。

（9）鳖甲：味咸气平，具有软坚散结之效。用治结石，古医籍中早有记载，如《本草述钩元》有"沙石淋痛，九肋鳖甲，醋炙研末，酒服方寸匕，日三服，石出瘥"的论述。

（10）炮穿山甲：味咸微寒，可软坚散结。其性善走窜，可透达经络直至病所。有研究表明，其对血尿有一定的治疗效果。

（11）海浮石：性寒味咸，以其咸润软坚之效而能治诸淋。《本草述钩元》有"血淋、砂淋，小便涩痛，浮石为末，每服二钱，生甘草汤调服"的记载。

（12）蝼蛄：杨时泰谓其有通石淋之效，并有"石淋导水用蝼蛄七枚，盐二两，新瓦上铺盖，焙干研末，每温两服一钱匕，即愈"的论述。

2. 清热解毒药

如金银花、忍冬藤、蒲公英、栀子、红藤等，药性寒凉，具清热解毒之效。盖湿热蕴结于下焦，热则成淋，故清热解毒法乃治疗淋证的重要法则之一。

3. 利尿渗湿药

（1）石韦：张秉成云石韦可"导湿热以通淋"，"清肺金而利水，分清降浊，直达州都"。黄宫绣言："凡水道不行，化源不清，用此调治，俾肺肃而水通。"杨时泰以此统治五淋，并谓"砂石淋由郁结而成形"。由此可见，石韦可上清水源、下达州都，乃利水通淋之要药。故历代医籍中，治淋有5种石韦散之多。

（2）冬葵子：甘寒淡滑，可润燥利窍、利尿通淋，故在石韦散中为主药。然葵种不一，四时之葵，以冬葵为良，余唯蜀葵，二葵功效相仿。

（3）萹蓄：《本草便读》谓其"入膀胱专主分清，降利功偏湿浊"。《本草述钩元》有"热淋涩痛，萹蓄煎汤频饮"的记载，并称萹蓄为通利之药，"更为搜微抉隐之善剂"。

（4）瞿麦：吴仪洛谓之"苦寒，降心火，和小肠，逐膀胱邪热，为治淋要药"。杨时泰称其"为利小便君药"，而疗五淋。然其性猛烈，善下逐，故凡肾气虚、小肠无大热者，忌用之。

（5）滑石：味淡性寒而滑，淡渗湿，滑利窍，寒泄热，色白入肺，清其化源，而下达膀胱以利水，故湿热型石淋多用之。李士材谓其"多服使人小便多，精窍滑"，故虚证者禁用。

4. 行气活血药

（1）王不留行：甘苦而平，其性行而不住，功专通利。杨时泰云其功专于诸淋，张秉成谓其可除淋痛。盖结石症病程较久，气血运行不畅，气化失司，尿路梗阻，水液潴留，而发淋痛，故用之。气行血和，则淋痛遂止。

（2）当归：既能补血又能活血，为血中之要品，并且辛香善走，又有"血中气药"之称。其治尿路结石亦取行气活血之功，故《本草述钩元》以当归酒煎治小便出血等症。

（3）其他：如青皮、枳实、香附、乌药等理气导滞之药，赤芍、川芎、三棱、莪术等活血化瘀之味，皆属于行气活血之列，临证可酌情配伍。

5. 培补脾肾药

如黄芪、党参、白术、山药、炙甘草诸药，可健脾益气；巴戟天、淫羊藿、附子、肉桂、补骨脂、肉苁蓉等，可培元温肾。对于脾肾气虚、气化无权之尿路结石，乃必选之药。

6. 解痉止痛药

（1）乳香、没药：前者偏于调气，后者偏于行瘀，故对气血凝滞疼痛之证，二者相伍名海浮散，能生血散瘀、和气通络，为活血止痛专药。

（2）五灵脂、蒲黄：二药相伍名失笑散，乃通利血脉、散瘀止痛之良方。

（3）延胡索、金铃子：二药相伍名金铃子散，乃理气止痛之剂。

（4）白芍、甘草：二药相伍名芍药甘草汤。此乃酸甘化阴之伍，是为筋脉痉急之证而设的方，为治疗诸痛之良药。

7. 引经药

牛膝：足厥阴、少阴经药。其性善下行，能引诸药下行。《本草从新》用其治淋痛尿血，谓其为"淋证要药"。《本草述钩元》载有"小便淋痛，或尿血，或砂石胀痛，用川牛膝一两，水二盏，煎一盏，温服"之验方。

二、医案举例

医案一：方某，男，26 岁。

初诊（1976 年 7 月 31 日）：患者小便淋沥涩痛 5 日，痛引少腹及会阴，尿中带血，口渴引饮，舌苔黄腻，脉滑数。腹部 X 线片示双肾区无异常发现，耻骨联合上 3cm 处偏左侧有一小花生米粒大小（1.2cm×0.8cm）的密度增高影，其密度不均，边缘尚清，余正常。诊断为"左侧输尿管下端结石"。

辨证：湿热蕴结，气化不利。

治法：清热利湿，化石通淋。

方药：八正散加味。

处方：木通 12 克，瞿麦 12 克，车前子（包煎）12 克，萹蓄 15 克，滑石 30 克，栀子 12 克，海金沙 10 克，金钱草 30 克，牛膝 15 克，延胡索 6 克，金铃子 6 克，白茅根 30 克，甘草 3 克。水煎服。

复诊（1976 年 8 月 23 日）：服 15 剂后，便砂石样尿，并下一大枣核大小之结石，复查腹部 X 线片示双肾区及输尿管、膀胱区未见阳性结石影。

医案二：王某，男，42 岁。

初诊（1975 年 1 月 31 日）：患者右腰放射至睾丸痛，小便有阻塞感、淋沥不畅、涩痛，小便黄赤 5 月余，舌质暗红，黄白苔相兼，脉弦数。腹部 X 线片示右侧输尿管上段（相当于第 3 腰椎右侧横突处）有一枣仁大小（1.4cm×0.7cm）的密度增高影，余正常。诊断为"输尿管上段结石（右）"。

辨证：结石久停，阻碍气机，气滞血瘀。

治法：活血通瘀，化石散结。

方药：《局方》石韦散加味。

处方：石韦 15 克，滑石 30 克，冬葵子 10 克，瞿麦 12 克，木通 10 克，当归 12 克，王不留行 12 克，金钱草 60 克，牛膝 15 克，忍冬藤 15 克，海金沙 15 克，黄柏 10 克，鸡内金 10 克。水煎服。

复诊（1975 年 2 月 20 日）：患者服药后腹痛缓解，自行停药，近疼痛辄发，仍宗原意，嘱多饮青茶。

处方：石韦 15 克，滑石 30 克，冬葵子 10 克，王不留行 15 克，木通 10 克，枳壳 6 克，牛膝 30 克，灯心草 15 克，车前子 10 克，瞿麦 10 克，黄芪 15 克，茯苓 15 克，金钱草 60 克，莪术 6 克。水煎服。

三诊（1975 年 2 月 25 日）：继进 5 剂，诸证豁然，效不更方，予以上方 5 剂继服。1975 年 3 月 3 日，患者欣然相告，于当日尿出一块枣仁大的结石，并出示结石标本。

医案三：姜某，男，40 岁。

初诊（1978 年 7 月 13 日）：患者腰痛、小腹痛、小便黄赤 2 个月。在当地医院予以呋喃妥因治疗，无明显好转而转诊。舌红苔白薄，脉弦紧。考虑为泌尿系结石。尿常规：红细胞（++），白细胞（+），上皮细胞少量，蛋白（+）。血常规：中性粒细胞百分比83%，淋巴细胞百分比17%，白细胞计数12.3×10^9/L。腹部X线片示盆腔内相当于右输尿管下端有约豆粒大的密度增高影。诊断为"右侧输尿管下端结石"。

辨证：肾虚热乘，结而成淋。

治法：清热凉血，利尿通淋。

方药：八正散加减

处方：金钱草30克，鸡内金6克，木通10克，滑石18克，车前子（包煎）10克，瞿麦12克，琥珀1.5克，仙茅根30克，忍冬藤30克，黄柏10克，当归15克，王不留行15克，延胡索6克，萹蓄15克，灯心草1.5克。水煎服。

嘱其饮浓茶后，做跳跃运动。患者服药4剂后，尿出黄豆大结石一块，旋即函告。

医案四：王某，男，26岁。

初诊（1975年6月3日）：患者腰痛、胫软，神疲乏力，小腹痛，小便淋沥涩痛、时有血尿，舌淡苔白薄，脉沉。尿常规：红细胞（++）。白细胞（+），腹部X线片未见阳性结石影。但临床仍按结石治疗，予以八正散加金钱草、仙茅根等化石通淋之剂。

复诊（1975年6月10日）：仍腰痛、小腹痛、血尿。尿常规：红细胞（++）、白细胞（+）。腹部X线片示右腹部平第3腰椎下沿，距第3腰椎约4cm处有直径约0.8cm的结石阴影，左腹部平第2腰椎横突，距横突约3cm处有直径约1cm的结石阴影。诊断为"肾结石（双）"。仍予八正散加味治之。

三诊（1976年4月11日）：因笔者在外出差，患者另延医治疗，仍予八正散加味，服药共计80剂，仍腰痛、小便涩痛，伴面色苍黑，舌暗红苔薄白，脉沉。

辨证：结石久停，气滞血瘀。

治法：活血散瘀，化石通淋。

方药：《局方》石韦散加味。

处方：石韦15克，白芍15克，青皮10克，滑石30克，冬葵子10克，瞿麦15克，木通10克，当归10克，王不留行10克，牛膝15克，三棱6克，莪术6克，生蒲黄6克，甘草6克。水煎服。

四诊（1976 年 5 月 9 日）：续进 15 剂，病情稳定，予上方加木通 10 克、乌梅 10 克、核桃仁（带内皮）6 个、补骨脂 12 克。

五诊（1976 年 6 月 9 日）：续进 18 剂，诸症悉除，唯有腰酸、乏力、纳呆，舌暗红、有齿痕，苔薄白，脉沉细。

辨证：苦寒伤肾，气化失司。

治法：温肾健脾，溶解结石。

方药：地黄丸合海金散加减。

处方：熟地黄 30 克，肉苁蓉 15 克，白茯苓 15 克，白术 12 克，桂枝 6 克，金钱草 30 克，鸡内金 10 克，白芍 6 克，焦山楂、焦麦芽、焦神曲各 10 克，炙甘草 6 克。水煎服。

六诊（1976 年 6 月 15 日）：服上方 4 剂后，腰痛、乏力遂除，小便浑浊，但无涩痛。复查腹部 X 线片示双肾、输尿管、膀胱区无阳性结石影。因患者恐结石复生，故予以金匮肾气丸、仙茅根、石韦代茶饮。

医案五：张某，男，33 岁。

初诊（1977 年 5 月 21 日）：患者小便涩痛、混浊、色黄赤，小腹部及右侧腰部绞痛、向阴囊放射 12 小时。既往有右肾结石史。尿常规：蛋白（+），红细胞（++），白细胞（+）。腹部 X 线片示右侧坐骨棘处有一桑椹样高密度阴影，其中轴与输尿管长轴平行，双肾轮廓不清。诊断为"右侧输尿管下端结石"。外科予以山莨菪碱 1 支肌内注射；33% 硫酸镁溶液 100ml，1 日 3 次，每次 10ml，口服。治疗效果不佳，遂由外科转中医科治疗。刻下症见腰痛、小腹痛，小便灼热、淋沥涩痛，舌红苔薄白，脉滑数。尿常规：酸性，蛋白（+），红细胞（++），白细胞（++）。

辨证：湿热蕴结，气化不利。

治法：清热利湿，化石通淋。

方药：《局方》石韦散加减。

处方：石韦 15 克，木通 10 克，滑石 30 克，车前子（包煎）10 克，瞿麦 12 克，萹蓄 12 克，忍冬藤 15 克，牛膝 10 克，王不留行 15 克，当归 15 克，金钱草 60 克，三棱 4.5 克，莪术 4.5 克，五灵脂 6 克，黄柏 10 克。水煎服。

复诊（1977 年 6 月 8 日）：服 10 剂后，诸症悉减，仍宗原意，前方加琥珀 6 克，水煎服。

三诊（1977 年 7 月 28 日）：继服 10 剂，病情稳定。复查腹部 X 线片示右骨盆即坐骨棘处相当于输尿管下段入口处有一大小约 0.6cm×2.0cm 的阴影，其内密度不均，边缘清晰，余正常。考虑为右侧输尿管下端结石，与上次 X 线片比较无显著改变。根据该患者的结石在输尿管下段入口处，并且体质较强，提示可予排石疗法（7 时 30 分，服汤剂 200ml；8 时，喝浓茶 1000ml；8 时 30 分，口服阿托品 0.6mg、氢氯噻嗪 50mg；9 时，做跳跃活动）治疗。

治法：利尿通淋，散结排石。

方药：石韦散合八正散加减。

处方：木通 10 克，滑石 15 克，车前子 10 克，川大黄 6 克，王不留行 15 克，牛膝 10 克，金钱草 60 克，当归 15 克，琥珀 10 克，忍冬藤 15 克，黄柏 10 克，三棱 6 克，莪术 6 克，甘草 6 克。水煎服。

四诊（1977 年 10 月 9 日）：续服 18 剂，并结合排石疗法治疗后，患者自觉小便淋沥，阴茎、小腹胀痛。腹部 X 线片示结石到达后尿道，位于耻骨联合下。仍宗原意，上方去川大黄、芒硝，加海金沙 10 克、鸡内金 6 克，水煎服。

五诊（1977 年 10 月 10 日）：晨起疼痛加剧，排尿困难，尿血。嘱饮水 400ml，其后排出一块花生米大的结石。

体会

泌尿系结石的治疗，是以结石排出或溶解为最终目的。临证除审因论治外，尚须掌握结石的大小、位置、形态、时间等因素，以确定相应的治疗方案。

1. 结石的大小

有人根据临床资料进行了统计，结石横径在 0.5cm，可排出的占 67.6%；横径在 0.6~1cm，排出的占 52.9%；横径大于 1.1cm，或长径大于 2cm 的多不易排出。如医案三中患者的结石如豆粒大，仅 4 剂药则结石排出；医案五中患者的结石横径为 0.6cm，长径为 2cm，服 39 剂药后才排出结石。而结石过大者，则须以溶解化消为主，不可强行排石。

2. 结石的位置

结石位置越高，则排出越困难。如医案四中患者双侧肾结石，排除需要通过多个狭窄部位，故疗程长达 1 年。其治疗开始因注重湿热，以通利为主，而疗效不显；随后则以溶解结石为主，故结石消溶，病臻痊愈。这说明结石在肾，应以补肾、溶解结石为主，通利为次；而结石在输尿管、膀胱，应以通利为主，溶解为次。若结石在狭窄部位，则应强攻排石，否则因嵌顿形成积水或粘连，反而不利于治疗。如医案五中患者在结石到达输尿管下端入口处时，予以排石疗法而获效。

3. 结石形状

结石的形状和光滑度也是决定治疗法则的重要因素之一。大凡鹿角形结石，宜采取溶解化消的法则；圆形光滑者，可采取排石疗法，主以通利。如医案一、二、三中患者的结石分别呈黄豆、枣核、花生米样，故主以通利而获效。又如医案五中患者的结石为桑椹样，说明边缘不齐，故疗程较长，并且因治疗以通利为主，所以治疗过程中患者痛苦较大。设想若以溶解为主、通利为辅，或许治疗中痛苦会减少。

4. 结石时间

因结石久停，阻碍气机，或致脾肾气虚，或致气滞血瘀，当此之时，多易造成尿道畸形、狭窄、梗阻、粘连、严重感染等不利因素，故患病久者，不宜强行通利，应根据不同的病理因素，处以相应方药。如医案二中患者患病5个月之久，小便有阻塞感、涩痛、淋沥不畅，提示有梗阻现象，舌暗红说明有气滞血瘀征兆，故予以《局方》石韦散加味治之而奏效。若发病短暂者，可考虑以排石为主，如医案一中患者发病5日，治疗以通利为主，主以八正散15剂而病瘥。

水肿证治

一、证候概要

水肿是因感受外邪，或劳倦内伤，或饮食失调，使气化不利，津液输布失常，导致水液潴留，泛溢于肌肤，引起以头面、眼睑、四肢、腹背，甚至全身浮肿等为临床特征的病证。

水肿在历代医籍中有风水、皮水、石水、正水、水胀、水气、心水、肺水、肝水、脾水、肾水和阴水、阳水等病名。西医学中的急慢性肾炎、肾病综合征、慢性肝炎、肝硬化、低蛋白血症、贫血、更年期综合征、神经血管性水肿、心源性水肿、肺源性水肿以及内分泌紊乱等具有面目、四肢、腰背或全身浮肿者，均可参照本病辨证施治。

水肿可见于任何年龄，起病或急或缓，病情轻重不一。常见诱因为外感六淫或饮食失调、劳倦内伤等，其病理变化为正气亏虚，脏腑功能失调，水液气化失常。病证有虚实、缓急之分，一般可分为阴水、阳水两大类型。临床以头面、眼睑、四肢、躯干或全身出现浮肿为主要证候表现。本病往往初发易治，久病及反复发作者较难治疗，病情严重者可危及生命。

二、病因病机

（1）外邪浸袭：外感六淫之邪，郁遏肺气，宣降失常，水道闭阻，聚溢于表，发为水肿。

（2）湿邪外困：冒雨涉水，久居湿地或过食凉冷，致寒湿困脾，脾失健运，水湿内停，聚溢肌肤。

（3）湿毒浸淫：外感风邪或湿热邪毒，或因肌肤痈疡疮毒未透，而湿毒内侵脾肺，水液气化受阻，聚溢肌肤。

（4）脾失健运：劳倦太过，饥饱不节或思虑太过，损伤脾胃，或情志不畅，久则肝木抑土，使脾失健运，水湿内停，聚溢肌肤。

（5）肾虚水泛：房劳过度或生育不节，肾气不足，不能行水化气，致膀胱气化失司、开合不利，水液内停，泛溢肌肤。

（6）三焦壅滞：肺失宣降，脾失运化，肾失气化，则上、中、下三焦气机不畅，气壅水滞；或日久化热，湿热盛于内，水湿聚溢于外。

（7）肺虚不布：久喘久咳，致肺虚不能布津，久则津液聚而成痰、成饮，泛溢肌表。

（8）瘀血阻滞：久病，心阳气虚，血行无力，瘀于上焦，阻滞津液输布，或肝失疏泄，气滞血瘀，瘀血中阻，水液内停，聚溢肌肤。

三、诊断及类证鉴别

（一）诊断要点

1.临床表现

面目、四肢、腰背，甚至全身浮肿，初起常伴有发热、恶风、脉浮等症，久则多伴神疲乏力、腰膝软弱无力或冷痛等症。

2.起病形式

有急、慢之分。急者头面浮肿，迅及四肢或全身；缓者头面、四肢长期反复浮肿，渐及全身，或初起即从下肢开始，渐及全身。

3.诱因

感受风寒湿热之邪、冒雨涉水、久居湿地、饥饱劳役、房欲太过、生育过多、久病久思等。

（二）类证鉴别

本病应与鼓胀鉴别。鼓胀往往先见腹部胀大，继则下肢或全身浮肿，腹皮青筋暴露；而水肿则以头面或下肢先肿，继及全身，一般皮色不变，腹皮亦无青筋暴露。

四、辨证论治

《黄帝内经》之"开鬼门，洁净府""祛菀陈莝"为水肿的治疗大法。

（一）阳水

1. 外邪侵袭，风遏水阻

症状：头面、眼睑肿甚，继则四肢、腹部或全身浮肿，其肿势迅速，皮肤光亮、按之凹陷、较易复起，小便量减。因于风寒者，伴恶寒发热，肢体酸痛，咳喘，咳白痰、质稀，舌苔薄白而滑，脉浮紧；因于风热者，多伴咽喉红肿或见乳蛾，苔薄黄，舌质偏红，脉浮数。

辨证：风邪外袭，肺气被遏。

治法：疏风解表，宣肺利水。

代表方：越婢加术汤（麻黄、石膏、白术、甘草、大枣、生姜）、麻黄汤（麻黄、杏仁、桂枝、甘草）。

越婢汤出自张仲景《金匮要略·水气病脉证并治第十四》，乃为"风水恶风，一身悉肿，脉浮不渴，继自汗出，无大热"之证而设的方。麻黄汤出自《伤寒论》，乃为太阳病伤寒表实证而设的方。太阳主一身之表，风寒外束，阳气郁于内，故气化失司，风遏水阻，发为水肿。太阳为开，故以麻黄以开之，解除卫气之闭、营阴之郁，取其发汗利水之功，使肌表之水湿随汗而去。麻黄虽能畅达经气，但力单势薄，故桂枝与麻黄相合，助麻黄发汗解表，使卫气通达、营阴畅运；又因桂枝通经之力强，与麻黄合用，使经气布达畅和、三焦气化有序，则水肿可除。此乃用方之要。诚如方有执所云："麻黄者，突阵擒敌之大将也；桂枝者，运筹帷幄之参军也。故委之以麻黄，必胜之算也；监之桂枝，节制之妙也。"故该证多取仲景麻黄汤及其变方之谓也（详见《经方麻黄剂在肾病治疗中的应用》）。

方药运用：感受风寒者，主以麻黄汤（麻黄10克，桂枝10克，杏仁10克，甘草6克），水煎服，日1剂。表证重者，加苏叶10克、防风10克；咳喘甚者，加前胡10克。

感受风热者，主以越婢汤（麻黄10克，石膏15克，白术15克，大枣10克，生姜3片），水煎服，日1剂。咽喉痛者，加金银花3克、连翘12克；风遏水阻尿少者，加车前子（包煎）15克、泽泻15克；热熏尿赤者，加白茅根 30 克、益母草 30 克、小蓟 15 克、木通 10 克。

2. 湿邪外浸，困脾生湿

症状：四肢或全身水肿，以下肢为甚，按之没指，小便短少，身重困倦，胸脘满闷，纳呆泛恶，头重如裹，苔白，脉沉滑或濡。

辨证：湿邪浸淫，内困脾阳。

治法：化湿健脾，温阳利水。

代表方：胃苓汤（五苓散合平胃散）。

胃苓汤出自《丹溪心法》，取仲景《伤寒论》之五苓散合《局方》之平胃散易汤而成。脾为胃行其津液，以灌四旁和全身，若脾阳不振，中焦脾胃升降功能失序，则上焦失肃、下焦失化，必然导致水液气化失司而致水肿，故脾困湿盛，当主以化湿健脾、温阳利水之剂。阳虚之气化不利、水湿内停之证，主以胃苓汤。方中桂枝辛甘而温，具通阳化气行水之功；茯苓甘淡而平，甘以健脾益气，淡以利水渗湿，补而不峻，利而不猛，既长于通调水道而下水气，又可补益心脾，而治脾虚湿盛之证，此即茯苓、猪苓、泽泻等药"淡味涌泄为阳"之意也。桂枝配茯苓，则不发表而利水，温阳化气助淡渗利水除饮之功，此即仲景"病痰饮者，当以温药合之"之意也。白术甘温苦燥，善于补脾气、燥化水湿，与脾喜燥恶湿之性相合，为补脾之要药。桂枝配白术，乃辛甘化阳之伍，既可在表，行温阳化气之功，又可在里，成温中健脾化湿之用。故五苓散以温阳降浊、化气布津之功，彰显仲景"扶阳气""存阴液"之临证法要。合入平胃散、五皮饮，可增其健脾和胃、行气利水之功。

方药运用：茯苓 30 克，白术 15 克，苍术 15 克，厚朴 12 克，猪苓 15 克，泽泻 30 克，肉桂 10 克，杏仁 10 克，葶苈子 15 克。水煎服，日 1 剂。若小便短少、下肢肿甚者，可合入五皮饮、车前子等通利小便之药。跗肿者，可加汉防己 10 克、黄芪 10 克，此《金匮要略》之防己茯苓汤（防己、黄芪、桂枝、茯苓、甘草）及防己黄芪汤（防己、黄芪、白术、甘草、生姜、大枣）之意。此二方乃五苓散之变方，为益气通阳利水之良剂（详见《木通、防己在肾病治疗中的应用》）。

3. 湿毒浸淫，内归脾肺

症状：眼睑、头面浮肿，或四肢、腹部、全身皆肿，肤色鲜泽光亮，尿少色赤，或伴恶风发热，咽喉肿痛，苔薄黄，舌质红，脉浮数或滑数，或伴肌肤痒疹、脓疮或有疮疡病史。

辨证：外感风湿热毒，或肌肤疮疡痈毒未透，内归脾肺，水液气化失常。

治法：清热解毒，利湿消肿。

代表方：麻黄连翘赤小豆汤（麻黄、连翘、杏仁、赤小豆、大枣、梓白皮、生姜、炙甘草）。

方中麻黄"气味俱薄，阳也，升也"，"行水液，泻肺，降逆气，行彻肌表，故为足太阳经之药"，以解表散寒，宣营卫之郁滞；合入赤小豆，使水气从下而利；合入生姜，则助麻黄宣卫通营；配以杏仁，宣发肺气、通调水道，使湿有所去；因药源之因，梓白皮（以桑白皮代之）、连翘，使湿热以除；伍以甘草、大枣，则解表不伤营卫之谓也。诸药合用，以成表里双解之功（详见《麻黄连翘赤小豆汤治疗急性肾炎》）。

方药运用：外感风热毒邪者，主以麻黄连翘赤小豆汤（麻黄 10 克，连翘 15 克，赤小豆 30 克，杏仁 10 克，桑白皮 15 克），水煎服，日 1 剂。肿甚者，加木通 10 克、泽泻 2 克、车前子（包煎）15 克。

若湿毒内攻者，可佐以五味消毒饮（金银花 30 克，野菊花 30 克，公英 30 克，紫花地丁 15 克，天葵 15 克）。肿甚者，加苍术 15 克、黄柏 15 克、薏苡仁 15 克、牛膝 15 克。

4. 三焦枢机不利

症状：全身浮肿、时作时止，心烦易怒，口干口苦，头痛目眩，每遇情志不畅则剧，或全身水肿，皮肤绷急光亮，胸闷息粗，烦热口干，腹大胀满，便秘尿赤，舌红，苔薄黄或黄，脉细弦或沉弦。

辨证：三焦枢机不利，气滞水停。

治法：枢转气机，利水消肿。

代表方：柴苓汤（小柴胡汤合五苓散）。

"肾主水液"，主要指肾中精气的蒸腾气化功能，主宰着整个水液运行的气化活动。而三焦又主持诸气，总司人的气机和气化功能，由于三焦在经络上属少阳，内联三阴，外联二阳，乃入病之道路、出病之门户，并且"三焦者，决渎之官，水道出焉"，又为"水谷之道路"，故在水液气化过程中，三焦具有重要的协调作用，称为"三焦气化"。若水湿之邪，浸渍肌肤，郁于少阳，致少阳枢机不利，三焦气化失司，水道壅滞而见上症者，可予以《沈氏尊生书》之柴苓汤，方用仲景之小柴胡汤、五苓散合方组成，取其和解少阳、化气行水、健脾渗湿之功（详见《柴苓汤在肾病治疗中的应用》）。

方药运用：柴胡 10 克，黄芩 15 克，半夏 10 克，人参 6 克，茯苓 12 克，白术 15 克，桂枝 12 克，猪苓 15 克，泽泻 5 克。水煎服，日 1 剂。湿热阻滞者，合疏凿饮子（羌活 10 克，秦艽 12 克，大腹皮 30 克，茯苓皮 30 克，生姜皮 12 克，泽泻 15 克，椒目 10 克，赤小豆 30 克，槟榔 10 克）。便秘者，加大黄（后下）10 克；喘满胸闷者，加葶苈子 30 克；腹满者，加厚朴 15 克。

（二）阴水

1. 脾阳虚衰，水湿内停

症状：身肿，腰以下为甚，按之凹陷不易起，脘腹胀闷，纳减便溏，面色萎黄，神倦肢冷，小便短少，舌淡，苔白滑或白腻，脉沉缓或沉弱。

辨证：中阳不振，健运失司，气不化水布津。

治法：温运脾阳，渗湿利水。

代表方：实脾饮（厚朴、白术、木瓜、木香、草果仁、大腹皮、制附子、白茯苓、干姜、甘草）。

实脾饮出自《济生方》，今用之治疗脾肾阳虚、阳不化水、水气内停之阳虚水肿证。当以温阳健脾、行气利水之法治疗。本方之妙在于以附子、干姜为主药，辅以芳香化浊祛湿之剂而成。附子辛甘大热，走而不守，通行十二经，为斩关夺邑之要药，并且温肾阳、助气化，内达外散，又为温补元阳之主药；干姜味辛大热，纯阳之味，守而不走，散脾胃之寒，为温中焦、助气化、散寒邪之要药。二药相须为用，则回阳救逆、温中散寒之功大增，对二药同用的协同作用，陶节庵有"温热用附子，无干姜不热"之论。俞昌又有"用附子、干姜，胜阴复阳，取飞骑突击重围，搴旗树帜，使既散之阳望而争趋，顷之复全耳"之语。

方药运用：附子 10 克，干姜 10 克，草果 10 克，白术 15 克，茯苓 15 克，大腹皮 15 克，木瓜 15 克，木香 12 克，厚朴 12 克，炙甘草 10 克。水煎服，日 1 剂。虚甚者，加人参（另煎）6 克、黄芪 30 克；小便量少者，加泽泻 15 克。

2. 肾阳衰微，水饮内停

症状：水肿反复发作，腰以下肿甚，足跗尤甚，按之久不能复，甚者心悸，喘促，腰部冷痛酸重，小便量小或反多，面暗色青，怯寒肢冷，神倦乏力，舌质淡胖而嫩，苔白，脉沉细弱。

辨证：肾阳虚衰，阳不化气，阴盛于下，水湿潴留。

治法：温肾助阳，化气行水。

代表方：《伤寒论》真武汤（茯苓、芍药、白术、制附子、生姜）。

水之所主在肾，故主以辛而大热之附子补肾助阳，暖其水脏，使水有所主，补火生土，化气行气，兼助脾阳运化水湿；水之所制在脾，故主以性温味甘苦之白术健脾燥湿，运其土脏，使水有所制，利湿行湿，兼充肾阳以气化水湿。附子伍白芍运用之妙，在于附子温肾中真阳，助脏腑气血，而白芍味甘酸而性平，滋养阴血，以助生阳之源，二药相伍，有阴中求阳、阳中求阴之妙。此即张景岳"善补阳者，必阴中求阳，则阳得阴助，而生化无穷；善补阴者，必阳中求阴，则阴得阳升，而泉源不竭"之谓也，余称之为太极辨证思维。另外，茯苓甘淡渗利，白术健脾渗湿，以利水邪；生姜辛温，助附子以温经通阳，助茯苓以温散水气。诸药合用，取其温中有散、利中有化、脾肾双补、阴水得制之功，为治疗肾病阴水之良剂。

方药运用：炮附子 12 克，白术 15 克，茯苓 15 克，芍药 12 克，生姜 3 片为引。水煎服，日 1 剂。尿少肿甚者，加车前子（包煎）15 克、泽泻 5 克；肾虚甚者，配人参 10 克、蛤蚧 2 对、蝼蛄 30 克、地龙 30 克，共为细末，每日 2 次，每次 6 克，中药汤剂送服。

3. 瘀血阻滞，水湿内停

症状：水肿日久不退，肌肤唇甲发绀，或心悸胸闷痛，或胸部胁下痞满疼痛、有痞块，或妇女闭经，腰及少腹疼痛，舌质紫暗或有瘀斑瘀点，脉涩。

辨证：瘀血内阻，水液停滞。

治法：活血化瘀，利水消肿。

代表方：《金匮要略》当归芍药散（当归、芍药、川芎、茯苓、白术、泽泻）。

当归芍药散出自张仲景的《金匮要略》，原是为妊娠肝脾不和所致腹痛而设的方，今用治肾病水肿，取其活血通脉、渗湿利水之功效。腰为肾之外府，若肾病日久，肾络瘀阻，而见腰痛、水肿诸证，当予之，此乃变通四物汤合五苓散之方（三物合三苓方）。

另外，桂枝茯苓丸曾多被医家理解为活血化瘀、化瘀除癥之剂。根据其组成，余认为本方除了桃仁、芍药、牡丹皮具有活血化瘀之用外，桂枝、茯苓有通阳化气之功，故亦可用于瘀血内阻于肾、水液停滞之肾病水肿。

血瘀上焦者，合《内外伤辨惑论》之生脉散（人参、麦冬、五味子）；血瘀中焦者，合《医林改错》之血府逐瘀汤（桃仁、红花、当归、生地黄、川芎、赤芍、桔梗、牛膝、柴胡、枳壳、甘草）；血瘀下焦者，合《金匮要略》之桂枝茯苓丸（桂枝、茯苓、牡丹皮、桃仁、芍药）。

方药运用：血瘀上焦者，予人参（单煎）10克，麦冬15克，五味子12克，当归15克，赤芍15克，川芎15克，泽泻15克，白术15克。水煎服，日1剂。

血瘀中焦者，予柴胡12克，枳壳12克，牛膝12克，厚朴12克，当归15克，红花12克，川芎10克，赤芍12克，桃仁10克，白术15克，三棱10克，莪术10克，茯苓15克，泽泻15克。水煎服，日1剂。

血瘀下焦者，予桂枝15克，茯苓15克，牡丹皮15克，赤芍15克，桃仁15克，当归15克，白术15克，泽泻15克。水煎服，日1剂。

4. 肺虚不布

症状：水肿，头面及上半身为重，素喘咳气促，胸闷憋气，面唇暗紫，或伴寒热，舌暗苔白，脉结代或虚细。

辨证：气阴两虚，肺不布津。

治法：气阴双补，消肿利水。

代表方：《内外伤辨惑论》之生脉散（人参、麦冬、五味子）合《韩氏医通》之三子养亲汤（白芥子、紫苏子、莱菔子）、《华氏中藏经》之五皮饮（生姜皮、桑白皮、陈皮、大腹皮、茯苓皮）。

脉来虚弱、胸闷憋气、喘咳气促，乃心肺气阴两虚之所致，故主以生脉散（又名生脉饮）补肺益心；合以三子养亲汤降气消食、化痰逐饮；合以五皮饮乃利湿消肿、理气健脾之伍，亦为治皮水之良剂。

气肿证治

一、证候概要

气肿是指头面、四肢、腰背、胸腹肿胀，按之皮厚，随按随起的一类病证。本病多因气郁水阻，或气湿交滞所致。

本证又可称为虚肿、浮肿，属"肿满"范畴。西医学中的单纯性肥胖、肾上腺功能亢进症、甲状腺功能减退症及某些原因不明的浮肿，凡具有本病特点者，均可参照本病辨证施治。

本病起病较为缓慢，多因久思多虑、情志不畅、房欲过度等诱发，也有因久病所致者。临床先以面睑浮肿、乏力、身重为早期症状，继之则见胸腹、腰背肥厚，四肢肿胀，乏力沉重，体重渐增，按之觉皮厚，随按随起，如按皮囊。

二、病因病机

（1）情志抑郁，气郁水滞：情志抑郁，气机不畅，气郁水滞而发本病；若气机郁滞，日久化热，气热交滞，亦可发病。

（2）久思多虑，伤及脾肺：久思伤脾，宗气不足，脾肺气虚，水湿阻滞，气湿交困，而发本病。

（3）房欲过度，肾气亏虚：房欲过度，损伤肾元，致肾失温化，水湿内停，阻滞气机，气湿交阻而发病。

（4）久病不愈，痰瘀交滞：湿滞日久，闭阻血脉，湿久成痰，痰瘀内滞，病证愈加。

总之，本病的病机不外气阻、气虚、湿郁。

三、诊断与类证鉴别

1. 诊断要点

（1）临床表现：面目、四肢、腰背、胸腹肿胀，常伴有胸闷、气短、脘腹胀满、按之有如按皮囊感、随按随起。

（2）起病形式：起病缓慢，初起多在头面，多伴身重乏力，久则腰背、胸腹肥厚，四肢肿胀，并且进行性加重，亦可见时作时止者。

（3）诱因：情志不畅、久思过虑、久病房劳等。

2. 类证鉴别

（1）水肿：按之凹陷，或久不复起，胸腹不肿。本证按之皮厚、随按随起，胸腹肥厚、膨隆。

（2）鼓胀：腹大如鼓，青筋暴露，并且腹内可抽出液体，多有块可及，胸部无变化。本证胸腹肥厚，膨隆皮厚，无青筋暴露，无腹水，无癥块。

四、辨证论治

1. 肝气郁结，气郁水滞

症状：面睑浮肿、时作时止，四肢肿胀，按之皮厚、随按随起，常伴胸脘胀满、心烦易怒、舌苔白滑或白腻、脉弦，或见口苦咽干、目赤耳鸣、头痛头胀、面肿色赤、舌红苔黄腻、脉弦数。

辨证：肝气失畅，气郁湿阻，郁久化火。

治法：气郁湿滞者，疏肝理气、化湿消肿；气郁兼热者，疏肝泄热、利湿消肿。

常用药：柴胡、薄荷、当归、茯苓、白芍、白术、煨姜、泽泻、猪苓、桂枝、牡丹皮、栀子、炙甘草。

代表方：逍遥散合五苓散。

方药运用：柴胡 10 克，薄荷 6 克，白芍 12 克，茯苓 15 克，白术 15 克，泽泻 12 克，猪苓 12 克，桂枝 12 克，炙甘草 10 克，煨姜 3 片。水煎服，日 1 剂。肝郁化热、气阻湿滞者，加牡丹皮 10 克、栀子 10 克。

2. 脾肺两虚，气虚湿滞

症状：面睑浮肿，面圆颈粗，胸背肥厚，腹大皮厚而膨，四肢浮肿，按之皮厚、随按随起，身重体倦，自汗脉弱，舌淡苔白腻。

辨证：脾肺气虚，气阻湿停。

治法：补益脾肺，渗湿消肿。

常用药：党参、白术、茯苓、泽泻、猪苓、陈皮、茯苓皮、桑白皮、生姜皮、大腹皮、甘草。

代表方：参苓白术散合五皮饮

方药运用：党参 15 克，茯苓 30 克，白术 15 克，薏苡仁 30 克，桔梗 12 克，山药 15 克，白扁豆 30 克，泽泻 15 克，猪苓 15 克，陈皮 12 克，茯苓皮 15 克，桑白皮 12 克，生姜皮 12 克，大腹皮 15 克，甘草 10 克。水煎服，日 1 剂。若腹胀甚，加厚朴 12 克。

3. 肾气亏虚，气虚湿滞

症状：面睑、四肢肿甚或全身浮肿，按之皮厚、随按随起，伴头晕耳鸣、腰膝酸软冷痛，女子月经渐少乃至闭经，男子阳痿，舌淡胖嫩苔白腻。

辨证：肾气亏虚，温化失司，水湿内停。

治法：补益肾气，利湿消肿。

常用药：附子、桂枝、牛膝、车前子、生地黄、山药、山茱萸、泽泻、茯苓、牡丹皮、茯苓皮。

代表方：济生肾气丸。

方药运用：附子 10 克，桂枝 12 克，牛膝 12 克，车前子（包煎）15 克，生地黄 15 克，山药 15 克，山萸肉 10 克，泽泻 12 克，茯苓 20 克，牡丹皮 12 克。水煎服，日 1 剂。肿胀甚者，加茯苓皮 30 克。

4. 痰瘀交阻

症状：久病浮肿，形体肥胖，肿胀较甚，按之皮厚、随按随起，皮色暗红或紫红，胸闷，呼吸不畅，痰多，脘满呕恶，四肢沉重，头晕头痛、肿胀如裹，舌质暗，或有瘀点，苔白滑或白腻，脉弦。

辨证：肿胀日久，血瘀不畅，痰瘀交阻。

治法：豁痰祛湿，活血化瘀。

常用药：茯苓、陈皮、半夏、枳实、制南星、当归、赤芍、白术、泽泻、川芎。

代表方：导痰汤合当归芍药散。

方药运用：茯苓 20 克，陈皮 12 克，半夏 10 克，枳实 10 克，制南星 10 克，当归 12 克，赤芍 12 克，白术 12 克，泽泻 12 克，川芎 10 克，竹茹 12 克。水煎服，日 1 剂。兼见气虚者，加黄芪 12 克。

肾小球肾炎证治

肾小球肾炎是一种常见的多发病，严重影响人体健康和威胁人类生命。随着科学的不断发展，一些新的疗法如透析、肾移植等已被有效应用于临床，确实能改善和治疗本病，但因其均属"亡羊"之治，加之经济上的原因，目前尚不是治疗本病的最佳选择。而中医工作者，在长期的医疗实践中，通过掌握和运用现代科学的诊断手段，用辨病、辨证相结合的方法，对本病从诊断到辨证论治取得了许多成熟的经验。现将本病的中医辨证论治进行如下介绍。

一、肺卫失宣证

肺卫主一身之表，外邪侵袭，肺卫之气被遏、宣降失司，致水道通调失职，水气遏阻，流溢肌肤而发病。

辨证：在肾小球肾炎中，多为急性初发期或慢性肾炎急性重复发作期，诱因多为罹患外感所致。外感未愈或外感初愈后，突发或渐发面目浮肿，甚则四肢浮肿，多有肺系病症，如咳嗽、咽痛或咽干、咽峡或扁桃体红或肿，或有发热、恶寒，脉多浮。

论治：发汗解表，驱邪外出。治疗予自拟浮萍败毒散加减。方药：浮萍15克，荆芥12克，防风12克，葛根30克，柴胡12克，川芎10克，羌活12克，桔梗12克，茯苓15克，前胡12克，独活12克，甘草6克，姜、枣引。若外感后浮肿急起者，加麻黄10克、杏仁10克，说明外邪较重，肺卫急郁，宣发失调而水湿泛滥，宣肺解表剂急投之易愈；若外感后久治不愈，或时好时作，或咽痛红肿而后水肿者，加人参6克、金银花15克、连翘12克、射干 10 克、金果榄 12 克，提示素体正气不足，鼓邪乏力，邪气留恋不去，郁久化热，故扶正时勿忘清邪热、利肺咽。

二、枢机失转证

枢机为一身功能活动之枢，在腑为少阳胆、三焦，故《黄帝内经》曰："凡十一脏皆取决于胆。"同时，少阳内联三阴、外联二阳，为入病之道路、出病之门户，故五脏六腑的功能正常与否，取决于枢机之正常与否。"流水不腐，户枢不蠹"，只有正常的运动才能保持物质的正常，人体也是，只有保持气机的正常运转，才能有正常的功能活动，如气血的运行，饮食物的消化、吸收及排泄，水液的输布、吸收及排泄，情志的喜怒哀乐等。因此，枢机不利是造成众多疾病的病因病机。本病属枢机失转而发病者实属多见。

辨证：外感日久，时或低热，时或微冷，时或咽干痛，时或纳呆、恶心、胸胁不适，头面、四肢均见浮肿，时轻时重，或情志不畅时加重；或久而宿患，因情志因素而诱发者。其病因病机为外邪侵扰，失治或误治，入传少阳，少阳之气素虚，又不能转枢邪气，使邪自内而下，邪气留滞少阳，致枢机失调，水液停聚；素有宿邪，又因外感或情志因素而影响少阳之气机者，新邪或宿邪趁乱而入，少阳枢机失转，影响水液的输布排泄，停聚而病。

论治：调理枢机，转输邪气。治疗予柴葛三仁汤，即小柴胡汤、葛根汤、三仁汤合而加减。小柴胡汤为少阳枢机之剂，清代王旭高认为"少阳百病此为宗"，少阳枢机病不能不用此方；葛根汤外宣肺卫，发散邪气；三仁汤宣上宽中渗下，内渗邪气。三方互参，枢机得转、邪气分而除之。方药：柴胡 12克，黄芩 12 克，半夏 10 克，人参 10 克，麻黄 10 克，桂枝 10 克，白芍 10 克，葛根 30 克，杏仁 10 克，白豆蔻 10 克，薏苡仁 30 克，厚朴 12 克，木通 12 克，滑石 15 克，淡竹叶 12 克，白茅根 30 克，甘草 6 克，姜、枣引。若邪久留为主者，加金银花、连翘各 12 克；若情志不舒为主者，当加大厚朴的用量。

三、阳虚不化证

对人体水液而言，阳气为其主，阳气不足导致全身水停为患，水为阴邪，水停邪重，又会加重阳气的损耗，最终致阳衰水泛。张景岳在《大宝论》中说："夫阳主生，阴主杀，凡阳气不充则生意不广，而况于无阳乎？故阳惟畏其衰，阴惟畏其盛，非阴能自盛，阳衰则阴盛矣。"故在治疗本病的过程中，振阳、温阳、壮阳、救阳是关键之举，否则将致水气、水停、水泛、水毒等严重病理过程。以上两证型多属急性期或急性发作期，其病机为阳气被郁，然阳气何以能郁？自身不强是其根本原因。因而在治疗上均投人参扶正，但其根本在"郁"；而此证型则不然，对病情而言，为慢性或隐匿型，其病机为阳气不足或虚衰，甚或衰微，导致气化失司，无气无化而水液停聚为患。谈到气化，就不能不提三焦，三焦的气化功能对水液气化具有主导作用。上焦的气不化水为"邪郁"所致，而中、下焦的气不化水则是因阳虚而致，即使有"郁"，也是因阳虚不化而湿郁，故本证型实则指脾阳和肾阳虚衰两证型，而脾、肾阳衰往往兼见，只不过有偏重缓急之不同。

辨证：浮肿或四肢、胸腹水肿，日久不愈，时轻时重，若脾阳虚为主者，可见纳呆便溏、形寒肢冷，唇白睑浮等特征；而肾阳虚为主者，可见腰膝酸冷、头晕目眩、腰以下及阴部肿甚等特征。脉多沉弱或沉微，舌多胖、有齿痕，苔多白润或腻。

论治：本证型的治则，须按阳气的虚衰程度分别用药。

（1）振阳：用于阳气不甚虚衰，但病久湿濡，阳气不振者，用桂枝剂中的当归四逆汤合五苓散以振奋阳气。

（2）温阳：本证型中多用。因水湿为阴邪，故以温药和之，但水湿虽为阴邪，日久常因停滞而遏阳化热，故壮阳之法不在十分确定不热的情况下，仍以温阳为度，温阳多采用苓桂术甘汤合五苓散。

（3）壮阳：主要用于病久肾阳虚衰、身冷体浮、腰腹及腰以下部位肿甚、阴部肿甚、尿渐少或尿量增多而清长、脉微、舌胖苔腻等阳虚水泛证。肾为一身之本，藏元阳，一身阳根于肾阳，肾阳虚衰必致全身阳气，尤其是脾阳虚衰，而使病情愈加；反之，久病及肾，长期水淫浸渍，肾阳必衰。故补肾壮阳是本病后期或治疗全过程中极为重要的环节，壮阳多用真武汤合五苓散。

（4）回阳：脾肾阳虚不能及时救治，病情发展至阳气竭脱而病情笃危，症见全身水肿甚重、形寒肢冷、肌肤唇甲黄白者，治疗应投参附汤以治本，然后根据兼夹证决定加减。兼瘀者，合桂枝茯苓丸；夹痰者，合茯苓丸；兼毒者，合承气类。

四、兼证型

本病的一般病理机制，多始于外邪束肺，肺卫失宣，水道失调，水气郁闭，失治损伤脾阳，日久累及肾阳，导致脾肾阳虚、阳衰、阳脱，但临证病机多见其他兼证。笔者认为，临床上多以夹热、夹痰、夹瘀、痰瘀兼夹为主进行辨证论治。

（一）水湿夹热证

三焦气化失司，即肺、脾、肾三脏对水液的吸收、输布及排泄过程障碍，是中医认识本病的主要病机，可因外邪郁闭、枢机失转、阳虚不化等所致。无论何种病因，凡导致肺、脾、肾、三焦气化功能失司，使水湿停聚者，日久皆可化热，或因外邪为湿热之性，或肺气失宣，郁而化热，或枢机不利，郁而化热等，均可演化和出现本证。

辨证：肿热危重，多见于初发，亦可见于久病之中或伴外感发热，或因暴怒烦急，症见烦渴便秘、小便黄赤短少、舌质红、苔黄腻、脉滑数。

论治：利水泄热，分利二便。治疗予八正散合大承气汤。八正散泄膀胱之湿热，大承气汤涤阳明胃肠之热湿。之后再辨别热之从何而来，肺气郁而化热者，加宣肺泄热之麻黄连翘赤小豆汤；直接外感热邪者，风热加银翘散，湿热加胃苓汤；因枢机郁而化热者，加小柴胡汤；因湿日久化热者，必兼伤阴，加猪苓汤。

（二）痰瘀兼夹证（水湿夹痰、水湿夹瘀、痰瘀兼夹）

此证型多为肾病期所见。肺、脾、肾、三焦的气化功能及气机的枢转功能失常，因血液和水液同属阴液，同赖气化而输布运行，故气化失司，气机失转，既可使水湿内停而成痰，又可因血运不畅而致瘀。笔者临证时，以痰为主者，辨水湿夹痰证；以瘀为主者，辨水湿夹瘀证；而两者所偏不著者，按痰瘀兼夹证论治。

辨证：夹痰证，肾病日久，见面色黄白而虚浮、头目眩晕、肢麻体重、纳呆、胸脘满闷、时多痰涎、小便清长、脉滑、苔白腻；夹瘀证，肾病日久，见面色暗黑、腰及肾区疼痛、小便时见茶色或血尿、脉细涩、舌暗红；痰瘀兼夹证，两证兼而见之。临证多以痰瘀兼夹者为多见。

论治：夹痰证，治以温阳化气、利湿化痰为主，以五苓散合半夏白术天麻汤治之；若痰湿夹热者，治以五苓散加温胆汤；若痰因病久，阴虚火旺灼津而成者，以济生肾气丸合导痰汤为主治之。夹瘀证，因气化失司而致瘀者，治以温阳化气、活血通瘀为主，以桂枝茯苓丸合当归芍药散治之；因气机不利、气化失司而致瘀者，治以枢转气机、活血化瘀为主，以鳖甲煎丸为主治之。痰瘀兼夹证，治以温阳化气、调理枢机、化痰祛瘀为主，以柴苓汤合桂枝茯苓丸加减治之。

本兼夹证为肾病期的主要兼证，在治疗上不可忽视，若治疗得当，肾病是可稳定和好转的。但痰瘀为本病演变过程中的病理产物，属兼证，故在治疗上要注意对原发病的辨证施治，只有标本结合，才能取得好的效果。

五、水毒内盛证

本病失治或护理不当，病情发展，由代谢失司的水停而形成水泛，水泛日久，脏腑衰竭，最终致水毒形成，脏气衰而不复，水毒日积，盛于体内，可危及生命。

辨证：重度水肿，腹胀纳呆，胸脘满闷，恶心呕吐，口中及尿有氨味，头昏神迷，小便量渐减少或尿闭。若不急治，短期即会死亡。

论治：此为本病末期的危重阶段，按标本缓急的治则，当急则治其标。本阶段主要以利水泄毒为主。笔者临证多用五苓散合承气类，如川大黄、芒硝等。其意在于使诸多毒素不在肠道重新被吸收而自后阴排出，以减轻前阴负担，从而达到保护肾功之目的。待水毒消减至无恶心呕吐后，可据辨证而确定标本兼治。本证型属危证，应严密注意观察病情，特别是根据现代科学的实验室检查，正确判断和分析病情的缓急轻重，临证必要时当中西医结合救治。

［注］本文系与蔡锡英合作。1996年参加山东中医药学会第四届中医肾病学术研讨会（济南），做专题讲座并入编《论文集》。

附子半夏汤在肾病及尿毒症治疗中的应用

肾病综合征属中医"水肿"范畴，是多种肾脏病理损害所致的临床症候群（"三高一低"症）；尿毒证属中医"关格""虚劳"范畴，是肾病及其他肾脏病肾实质破坏的病理结果。二者发病率较高，对人体健康和生命危害较大，现将临床多年积累的经验和思考简述如下。

一、肾病、尿毒症的中医病机

肾病以高度水肿、高蛋白尿、高胆固醇、低蛋白血症为突出症状。中医学认为，其水肿的发生多因脾肾双虚，人体水液气化异常所致。蛋白尿、低蛋白血症多由脾虚不健运，肾失封藏所致。

尿毒症是肾脏疾病发展到末期，肾元衰竭，体内代谢产物潴留，尿素氮、肌酐升高，电解质紊乱，酸碱平衡失调等所致。对肾病、尿毒症二者演变全程的病理机制，古今中医名家多有论述，认为其多分阴阳，责之于脾、肺、肾。对此同中存异，笔者认为：早期即肾小球病变期，其病机为外邪郁肺遏卫，肺宣降失司，卫遏则邪不外达。久不愈，进而郁遏少阳，少阳一则为三阳之枢，少阳被郁则枢机不利，不利则水液运行障碍；二则三焦属少阳，三焦为水液通行的道路，又主水液的气化，病久不愈至中期表现肺气化不利、失宣降而水液上停，脾失运化、气化不利而水湿内停，肾失温煦、气化不利则水湿停留而水肿。临证多为两脏或三脏俱病，肾病期多为肺、脾为病；尿毒症期多因脾、肾之阳久虚或三脏同病致衰，水邪、痰饮内停泛滥，日久水蓄，遏阳蕴结为毒，水积毒蕴结阻而危矣。由此可见，脾肾阳虚为肾病的主要病机；而脾肾阳衰、浊毒中阻为尿毒症的主要病机。另因阴阳互根为用，阳虚日久，导致阴亦虚，故两病在留水停饮的同时，尚伴有阴精亏虚，出现低蛋白血症及阴血亏虚的贫血症，也可因阴不敛阳而导致阴虚阳亢的高血压。最终，因气血亏虚，加之痰湿阻滞，阴血运行不畅，而致瘀血证，提示病情顽固难愈。此均为两病兼见之病机，由于兼见病机的出现，而使两病的病情加重，病症复杂，治疗棘手。

用中医的病机理论对肾病的"三高一低"症及尿毒症的临床症状进行辨证分析，是治疗两病的基础。"三高一低"症中，高度水肿为脾肾阳虚，气化无力，水湿内停所致；高蛋白尿为脾阳虚陷，不能健运，以及肾阳虚失于封藏，精微失固所致；高脂血症为水湿内停，聚湿生痰所致；低蛋白血症则因脾肾阳虚，脾为气血生化之源，肾精又为生血之本，生化乏源而致病，脾失统摄、肾失封藏使病症加剧。尿毒症中，无尿及血尿素氮、肌酐增高为脾肾阳衰，气化无力，水湿浊毒内停而不排出所致；贫血则为脾肾阳衰，精血生化乏源所致；恶心呕吐则为水邪内停，阻遏气机，加之中阳虚衰，升降失司，胃气上逆而致呕吐；若失治，则水湿浊毒寒化为痰饮，毒邪上扰心神，则有神昏谵语之危候。

二、肾病、尿毒症的中医治疗

肾病和尿毒症的病机已知，而其治法可立，温补脾肾之阳当为其本，同时也要温化痰饮、水邪、浊毒，故应因人、因证灵活辨而治之。

附子辛热燥烈，走而不守，通行十二经脉，具有峻补下焦元阳、逐涤在里之寒湿之功，故黄宫绣称其"为补先天命门真火第一要药"，又因附子气厚味薄，可升可降，阳中之阴，浮中有沉，无所不至，故张元素称其"为诸经引用之药"。半夏性辛温，入脾肾经、走心，质燥，消痰饮而治呕吐，具有温振衰阳、温化痰饮水邪之效。两药均适用于肾病和尿毒症之脾肾阳气虚衰之证，故共为其方。

加减：若水肿甚，或尿少无尿者，合用五苓散，以加重温化痰饮、祛湿之功；若高脂血症者，合用导痰汤，以涤痰行滞；若蛋白尿甚者，则合用补中益气丸、缩泉丸，加用金樱子、芡实等，以固摄精微之气；若出现低蛋白血症者，则合用四君子汤及右归饮，以补益精血生化之源。若伴有高血压者，合用济生肾气丸加石决明，以达阳中求阴、益阴潜阳之目的；若有贫血者，合用左归丸及人参养荣汤，以填精养血、以助生化。若血中尿素氮增高甚多，伴恶心呕吐者，加用大承气汤及柴苓汤，以化痰逐饮、调理气机、荡涤体内邪毒，力争使病情和缓。同时，由于痰瘀交阻基本贯穿于整个病情变化的始终，所以活血化瘀是主要的治疗手段之一，方选桃红四物汤或桂枝茯苓丸或当归芍药散诸方，可根据辨证选择配合应用。如瘀滞甚者，可选用土鳖虫、地龙、水蛭等虫类药物，以加强祛瘀之力。

三、附子反半夏

药物的配伍禁忌由来已久，但其中不乏说服力者，古今持议者也不乏其人。

对于附子反半夏的记载，始见于《本草逢源》，后又见于张锡纯的《医学衷中参西录》，其余本草医籍中均记载为"乌头反半夏"。但因附子与乌头在植物学中的密切关系，一旦临证将附子与半夏同用，即有相反之疑，若配伍应用，即使是因病情或其他非配伍因素而出现不良反应，也会被认为是药物相反所致。因而，许多医家为避嫌而不应用此对药，实为可惜。据《中药临床应用》记载，近代研究证明了半夏与乌头混合给药，动物实验无严重反应。但应当承认，古人在医疗活动中，确实遇到乌头与半夏相伍而出现不良反应者，但也可能是乌头或附子一味药物的不良反应。乌头和附子为同一种植物的不同根块，其成分均含有乌头碱、次乌头碱、中乌头碱等生物碱，若应用生药过量或加工炮制不当，就会出现口舌、四肢麻木，眩晕头痛，语言困难，运动不灵活等症，严重者可出现腹痛、流涎、呕吐、腹泻、心慌、厥冷、胸闷、心率减慢、血压下降或心律不齐、呼吸抑制等中毒症状，甚者可致死亡。因此，附子的不良反应，并非一定是在与半夏相伍时才出现的，也可能是其本身导致的。

关于附子与半夏配伍应用治疗疾病，文献中多有记载。如《金匮要略》之附子粳米汤，《局方》之十四味建中汤，《伤寒六书》之回阳救急汤，《备急千金要方》之大五饮丸、半夏汤、附子五积散等，《圣济总录》之大半夏丸，《证治准绳》之小半夏汤，《张氏医通》之附子散，《河间六书》之大百劳丸等。可见，附子反半夏之说不足凭也，可以认为是在当时缺乏药理研究、动物实验以及大量临床实验的前提下而产生的误解。

然而，因为附子、半夏二药性燥烈，均有不良反应，而尿毒症又为重危证，病情瞬息可变，并且伴有肾功能不全、排泄障碍，因而在应用附子半夏汤治疗时，要辨证准确用药，选择质量优良、炮制过关的药物，用量要稳妥，不要盲目枉用，若使用得当，可取得桴鼓之效。

顾护肾气在肾病治疗中的应用

西医学认为，肾脏具有排泄机体废物，维持水、电解质和酸碱平衡，产生多种激素的生理功能，并且肾血流量与肾功能有着十分密切的关系。故运用中医益元荣肾、化气通脉法，以达顾护肾气、恢复肾功能有着重要的方法论和临床应用价值。本法适用于已发的各种肾病，包括急慢性肾小球肾炎、肾盂肾炎、肾功能衰竭、肾病综合征，以及紫癜性肾炎、狼疮性肾病、糖尿病肾病、痛风性肾病、硬化性肾小球炎等的应用。同时在过敏性紫癜、糖尿病、红斑狼疮、硬皮病、痛风、泌尿系感染、泌尿系结石等疾病的治疗过程中，施用顾护肾气法，可预防其并发肾病。此即"治未病"的临床意义，亦是本文要表述的观点之一。

一、肾元的蒸腾气化功能

《素问·上古天真论》云："肾者主水，受五脏六腑之精而藏之。"《素问·逆调论》云："肾者水脏，主津液。"这说明肾中精气的气化功能，对于体内津液的输布和排泄、维持体内水液气化具有重要的调节作用。《素问·经脉别论》云："饮入于胃，游溢精气，上输于脾，脾气散精，上归于肺，通调水道，下输膀胱，水精四布，五经并行。合于四时五脏阴阳，揆度以为常也。"其说明在正常的生理情况下，水液的气化是通过胃的摄入、脾的运化和传输、肺的宣散和肃降、肾的蒸腾气化，以三焦为通道，输布至全身的；经过气化后的津液，则化为汗液、尿液和浊气排出体外。而肾中精气的蒸腾气化，实际上主宰着整个水液气化的全过程，因为肺、脾等脏对水液的气化功能，均赖于肾中真元的蒸腾气化功能。

脾为胃行其津液，是指脾胃通过经脉一方面将津液以灌四旁和全身，另一方面将津液上输于肺，即脾的散精功能。同时，小肠的泌别清浊功能，与尿量有极为密切的关系。《素问·灵兰秘典论》云："小肠居胃之下，受盛胃中水谷而分清浊，水液由此而渗入前，糟粕由此而归于后，脾气化而上升，小肠化而下降，故曰化物出焉。"由此可见，小肠的泌别清浊功能是脾胃升降功能的具体表现。因此，饮入于胃，在中焦脾胃及小肠的作用下，将水中之清上输上焦达肺，水中之浊通过下焦而达肾。此即"中焦如沤""中焦主化"之意。

清中有清，清中有浊。肺主宣发和肃降，具有调节腠理、司开合之功。在肺主气、司开合的作用下，将清中之清（水中精微物质），外达肌表，"熏肤、充身、泽毛，若雾露之溉"，即"上焦如雾""上焦主纳"之意。而残余的水液或为浊气呼出体外，或化为汗液通过"玄府"排出体外。而清中之浊者，又在肺主肃降的作用下，通过三焦的通道而达肾，故又有"肺为水之上源"之说。

浊中有清，浊中有浊。通过三焦通道归肾之水，在肾阳的蒸腾气化作用下，将浊中之清通过三焦的通路重新上输于肺；而浊中之浊，在肾的气化作用下，生成尿液下输膀胱。《素问·灵兰秘典论》云："膀胱者，州都之官，津液藏焉，气化则能出焉。"这说明膀胱的贮尿和排尿功能又依赖肾的气化功能，所谓膀胱的气化，实际上隶属于肾的蒸腾气化。下焦残余的水液排出体外全赖于此，此即"下焦如渎""下焦主出"之意。

《素问·灵兰秘典论》云："三焦者，决渎之官，水道出焉。"决，疏通之意；渎，即沟渠之形。决渎，即通调水道。鉴于三焦在经络属少阳，内联三阴，外联二阳，具有通调水道、运行水液的作用，是水液升降出入的经路，并且全身水液是由肺、脾、胃、大肠、小肠、肾和膀胱等许多脏腑的协调作用下完成的。故其特点必须以三焦为通道，才能正常升降出入。《灵枢·营卫生气》中的"上焦如雾""中焦如沤""下焦如渎"，则概括了三焦是"脏腑之外，躯体之内，包罗诸脏，一腔之大腑也"。故三焦的功能在水液气化过程中起重要的协调作用。

"肾主水液"，主要是指肾中精气的蒸腾气化功能，主宰着整个水液运行的气化活动。而三焦又主持诸气，总司全身的气机和气化，即三焦既是气化升降出入的通道，又是气化的场所。元气是人体最根本之气，又根于肾，通过三焦而充沛于全身，故《难经·三十一难》有"三焦者，气之所终始也"之说，《难经·三十八难》有"原气之别焉。主持诸气"之说，《难经·六十六难》有"三焦者，原气之别使也。主通行三气（宗气、营气、卫气），经历五脏六腑"之说。因此，整个水液气化过程，是以"肾主水液"为核心，以三焦气化为内容构成的系统。

由此可见，益元荣肾，顾护肾气，则三焦气化功能有序，否则全身气化功能障碍，临床上就会出现水肿、淋证、消渴等病证，故益元荣肾、顾护肾气为临床之治疗大法。

另外，腰为肾之外府，若肾病气化失司，肾络瘀阻，必见腰痛，故化气通脉亦为临床之治疗大法。

二、临床应用举隅

大凡增强肾脏的生理功能，有金匮肾气丸合五子衍宗丸的益元荣肾法、柴苓汤或鳖甲兰丸的透理三焦法和桂枝茯苓丸或当归芍药散的化气通脉法。今举几案，以供参考。

（一）柴苓汤证医案

医案：赵某，男，18 岁。

初诊（1990 年 3 月）：发热、恶寒 3 天，伴面睑浮肿 1 天。患者 3 天前自觉发热、微恶寒、咽部不适，认为是感冒，服"感冒胶囊"无效。昨日晨起发现面睑浮肿较重，小便如浓茶色，因自疑为"肾炎"来就诊。刻下症见面睑浮肿、舌苔白、脉数。尿常规：红细胞（+++），颗粒管型少量，蛋白（++）。诊断为"急性肾小球肾炎"。

辨证：枢机不利，气化失司，水邪溢于肌肤。

诊断：风水（急性肾小球肾炎）。

治法：枢转气机，通调三焦，利水渗湿。

方药：柴苓汤。

处方：柴胡 18 克，黄芩 18 克，红参 3 克，半夏 6 克，茯苓 15 克，猪苓 15 克，白术 12 克，泽泻 12 克，肉桂 3 克，黄芪 12 克，白茅根 30 克，益母草 30 克，金银花 30 克，连翘 12 克，赤小豆 30 克，麻黄 10 克，姜、枣各 10 克。水煎，去渣再煎，温服，日 1 剂，分 2 次服。

复诊：服上药 6 剂后，风水证消失，尿常规正常。为巩固疗效，上方继服 5 剂。复查尿常规仍正常。嘱每日以白茅根 30 克、益母草 15 克代茶饮。随访至今未复发。

按语： 30 年前，余侍诊于家父吉忱公侧，见公用柴苓汤治疗急性肾小球肾炎，弗明不解，遂请释迷。公曰："柴苓汤，方详见于《沈氏尊生书》，原是为阳明疟而设的方。今用此方，当熟谙《黄帝内经》《难经》，晓然'肾主水液''少阳属肾'及'三焦气化'之说。今用柴苓汤，取其和解少阳、化气行水、健脾渗湿之功效。验诸临证，凡急慢性肾小球肾炎、肾病综合征，而见少阳证、小柴胡汤证、五苓散证者，均可化裁用之，尤其是柴胡证，但见一证便是，不必悉俱。尔当博览群言，沉思力索，以造诣于精微之域，自有深造逢源之妙。"

因该患者有发热、微恶寒、咽部不适、小便如浓茶色等症，提示其外有表邪、内有里热，故合入麻黄连翘赤小豆汤，予以表里双解之法。

（二）麻黄连翘赤小豆汤证医案

医案：周某，男，68 岁。

初诊（1974 年 4 月 23 日）：患者曾于 1973 年 8 月 3 日在内科诊为"慢性肾炎"，于 1974 年 1 月 19 日入院进行内科治疗，好转后于同年 3 月 4 日出院。近来患者自觉身热头痛、面目及四肢浮肿、恶风寒。尿常规：蛋白（+++），管型颗粒（+）。内科诊为"慢性肾炎急性发作"，转中医科治疗。刻下症见舌红无苔，下肢按之陷而不起，脉浮数。

辨证：脾虚失运，风邪犯肺。

诊断：皮水（慢性肾炎）。

治法：宣肺解表，健脾利湿。

方药：麻黄连翘赤小豆汤化裁。

处方：麻黄 6 克，连翘 12 克，赤小豆 30 克，桑白皮 15 克，杏仁 10 克，石韦 10 克，益母草 12 克，山药 12 克，茯苓 12 克，白茅根 30 克，甘草 6 克，大枣 3 枚，生姜 3 片，水煎服。

复诊（1974 年 5 月 1 日）：服用 6 剂后，诸症消失，脉浮、舌红无苔，尿常规正常。继服 6 剂，予金匮肾气丸以善其后。

按语： 麻黄连翘赤小豆汤出自张仲景的《伤寒论》，乃为"伤寒瘀热在里，身必发黄"证而设的方，为外解表邪、内清湿热、表里双解之剂。今用治风水、皮水者，以麻黄、杏仁宣肺利水，使腠理之邪随汗而解；连翘、赤小豆、桑白皮肃肺、清热、利湿，以冀湿热随小便而去；生姜、大枣、甘草合用，辛甘、酸甘相合，可健脾和中、调和营卫，以助肺之清肃之力、长三焦气化之功。诸药合用，病臻痊愈。

（三）桂枝茯苓丸证医案

医案：王某，男，62 岁。

初诊（1985 年 12 月 2 日）：患者 1 天前劳动时突感右侧腰部疼痛难忍，服止痛药无效，次日来我院外科就诊，X 线片提示：双肾下极结石（大小均为 0.2cm×0.3cm），因求保守治疗，故转本科。刻下症见精神不振，面色晦暗，形体瘦弱，动态尚自如，右侧腰部稍有不适感，伴有血尿，舌暗淡、边尖有瘀斑、苔白腻，脉沉。问其病史，平素有头晕、耳鸣、腰膝酸软无力、小便滴沥不尽等症。

辨证：肾气不足，气化失司，尿浊沉积，成石阻络。

治法：通阳化气，消瘀除石。

方药：桂枝茯苓丸易汤加味。

处方：桂枝、茯苓、牡丹皮、赤芍、桃仁、海金沙各 15 克，金钱草 30克，川牛膝 12 克，王不留行 12 克，路路通 12 克，甘草 10 克，水煎服。

服上方 15 剂，诸症悉除，排出高粱米粒大小的 3 粒砂样结石。

按语：桂枝茯苓丸一方，多被理解为活血化瘀、化瘀除癥之剂，根据其组成，本方除了具有化瘀作用外，尚有通阳化气、扶正固本之效，并且后者为其主要功效，以治其本。方中桂枝通阳化气，茯苓益脾渗湿，共具扶正固本之功；牡丹皮、桃仁、赤芍活血化瘀，共为通脉导滞之用。诸药共用，使阳气通畅而瘀块得行，瘀去又不伤正，故本方为治疗气化无力而致瘀积之良方。加海金沙、金钱草，取其化石通淋之用；加牛膝、王不留行、路路通，取疏肝气、通冲脉之效，使气机通畅，气化有司。

石淋一病，多为湿热蕴结煎熬所致。临床医者多用清利湿热之剂治疗，但湿热从何而来，则少有人追询。盖因肾气不足，气出无力，尿浊郁积，日久化热，是形成石淋的主要原因。因结石瘀滞于肾，故肾络不通而腰痛；结石伤及肾络而尿血；因肾脏被瘀，肾气愈伤，气化愈不及，水之下源不通，积于肾尚可致肾积水。本病临证千变万化，但皆因气化不利而致，故应用桂枝茯苓丸治疗效果显著，并且可消除导致肾盂肾炎之因素。

（四）消风散证医案

医案：杨某，男，11 岁，学生。

初诊（2011 年 10 月 3 日）：患者半个月前患感冒，经治已愈，其后又无明显原因出现腹痛、疼痛难忍，曾肌内注射哌替啶 1 次。3 天后下肢出现鲜红色针尖大斑点，某市中心医院诊为"过敏性紫癜"，住院治疗至今，并应用激素治疗，未见好转，延余医治。现仍四肢有多发性暗红色斑点，下肢为著，舌暗红，舌下络脉迂曲粗大、紫暗，苔薄白，脉细数。

既往史：经常咽喉部疼痛。

过敏史：3 年前患荨麻疹，食海鲜加重，持续 1 月余经西药治疗痊愈。

辨证：外邪犯表，营卫失和，气滞血瘀。

诊断：肌衄（过敏性紫癜）。

治法：调和营卫，解肌透邪，养血通络，化气通脉。

方药：消风散合银柴胡饮、当归芍药散化裁。

处方 1：生地黄 15 克，山萸肉 15 克，炒山药 15 克，荆芥 10 克，防风 10 克，金银花 15 克，连翘 10 克，桑叶 10 克，炒泽泻 15 克，茯苓 15 克，炒白术 10 克，桂枝 10 克，当归 12 克，川芎 10 克，赤芍 10 克，炒桃仁 10 克，红花 10 克，浮萍 10 克，紫草 10 克，徐长卿 10 克，土槿皮 10 克，地肤子 10 克，炒白蒺藜 10 克，蝉蜕 10 克，蛇蜕 10 克，生大黄 6 克，银柴胡 12 克，炙乌梅 10 克，甘草 10 克，生姜 10 克，大枣 10 克。水煎服，午、晚分服。

处方 2：柴胡 15 克，黄芩 10 克，姜半夏 6 克，红参 6 克，桂枝 10 克，茯苓 15 克，猪苓 15 克，炒白术 12 克，炒泽泻 15 克，浮萍 10 克，炙甘草 10 克，生姜 10 克，大枣 10 克。水煎，去渣再煎，每晨温服。

复诊（2011 年 10 月 17 日）：服药 2 周，斑点大部分消退，今晨腹痛，舌淡红苔薄白，脉细。继予原方服用。

三诊（2011 年 11 月 11 日）：服药 3 周，由母亲代述，患儿约 1 个月未再起斑疹。昨日感冒，咽部无红肿，鼻塞、流清涕，舌淡红，苔薄白，脉浮数。予益元方合银柴胡饮化裁，巩固疗效。

处方：银柴胡 20 克，炙乌梅 12 克，炒白芍 12 克，炙五味子 10 克，防风 10 克，徐长卿 6 克，黄精 10 克，黄芪 15 克，灵芝 10 克，党参 10 克，桂枝 6 克，紫草 6 克，贯众 6 克，绞股蓝 10 克，生地黄 15 克，山萸肉 10 克，炒山药 10 克，茯苓 10 克，桂枝 6 克，炒泽泻 10 克，炒白术 10 克，女贞子 10 克，旱莲草 10 克，枸杞子 10 克，益母草 10 克，甘草 10 克，生姜 10 克，大枣 10 克。水煎服。

按语： 过敏性紫癜是血管性紫癜中最常见的一种出血性疾病，属中医"血证"范畴。因其皮下见红色斑疹，故又称肌衄。该患者乃外感风邪，热伤血络，血瘀于外络，则见皮肤泛紫癜色红斑；瘀于内络，则有阵发性腹痛。故予《医宗金鉴》之消风散，疏风养血、清热和营，以化瘀斑；《金匮要略》之当归芍药散合银柴胡饮，以养血敛阴、缓急止痛。每日加入半剂柴苓汤，乃取调达枢机、透理三焦、化气通脉之用，既可消除激素之不良反应，又可防邪伤于肾，血瘀肾络，而肾脏受累，发为紫癜性肾炎。

（五）《史载之方》暖肾脏方证医案

医案：林某，女，49 岁。

初诊（2007 年 7 月 16 日）：患者手指、足趾关节疼痛数年，久立、久行或遇冷加剧。近 1 周疼痛加剧，夜间每因作痛而醒，关节无变形、无晨僵，面色淡黄，神疲乏力，腰膝酸软，夜尿清长，颜面及下肢略见浮肿，闭经 2 年，舌质淡胖，舌苔白滑，脉沉缓。查血尿酸 432.6μmol/L，红细胞沉降率、抗链球菌溶血素 O、类风湿因子、肾功能无异常。

辨证：脾肾亏虚，水湿不化。

诊断：痛风。

治法：温补脾肾，化气行水。

方药：《史载之方》暖肾脏方化裁。

处方：怀牛膝 12 克，石斛 12 克，巴戟天 12 克，萆薢 12 克，川芎 10 克，川续断 12 克，茯苓 15 克，制附子 10 克，当归 10 克，五味子 10 克，菟丝子 15 克，黄芪 15 克，桂枝 12 克，制白芍 15 克，炒白术 15 克，炙甘草 10 克。水煎服。

复诊：服药 10 剂，诸症悉减，浮肿已无。效不更方。

三诊：续服 10 剂，手足关节已无疼痛，唯用冷水洗手时有轻微不适。查血尿酸已降至正常范围。予上方加松节 10 克、毛姜 20 克、丹参 20 克，10 剂，水煎服。

四诊：1个月后患者欣然相告，手足关节无不适，复查均正常。嘱服金匮肾气丸、桂枝茯苓丸以善后。

按语：脾为后天之本、气血生化之源，脾虚则运化乏源，气血生化不足，不能上荣于面则面色淡黄，不能养神充身则神疲乏力。腰为肾之外府，肾主水液，肾虚则腰府失养，故见腰酸膝软；肾虚气化失司，不能主水，则夜尿清长；脾肾俱虚，不能运水制水，水湿内聚，泛溢肌肤，故见颜面及下肢水肿，舌质淡胖；苔白滑、脉沉缓皆为脾肾两虚而水湿内聚之象。

方中主以附子温肾助阳；辅以茯苓、萆薢渗湿化浊，当归、川芎养血活血通瘀，巴戟天、川续断、牛膝、石斛、五味子、菟丝子养肝肾益阴而涩精，共为佐使药。诸药合用，脾肾共调，肝肾并养，攻补兼施，刚柔相济而愈病。方寓《金匮要略》之当归芍药散，具顾护肾气之功，对尿酸性肾病而见蛋白尿者亦有一定的疗效。方加黄芪、桂枝、白芍、炙甘草，乃取黄芪桂枝五物汤之意；加炒白术，乃取真武汤之用。复诊时加松节、毛姜、丹参，以达通关节、壮筋骨、和气血之功。

麻黄连翘赤小豆汤治疗急性肾炎

急性肾炎是由链球菌感染后诱发的免疫反应所致，水肿为其主症之一。

中医学认为，风湿侵袭，肺失宣降，不能通调水道，下输膀胱，致风遏水阻，流溢肌肤，发为水肿；或内伤饮食、劳倦，脾虚失运，肾气开合失司，水湿浸渍，泛为水肿。盖体内水液运行，赖肺气通调下降，脾气转输上行，肾气蒸化开合，三焦司决渎之权，使膀胱气化畅行，小便因而通利。故脾、肺、肾三脏功能障碍，对水肿形成关系重大，邪之为害，不外风、寒、湿三者，而以风邪水湿为多。

水肿有阳水、阴水之分，也有风水、皮水、正水、石水、黄汗之别。阳水在上、在外，偏于热证、实证，发作较急；阴水在下、在内，偏于寒证、虚证，发作较缓。《证治要诀》云："遍身肿，烦渴，小便赤涩，大便多闭，些属阳水。"《金匮要略》有"风水其脉自浮，外证骨节疼痛恶风""中有水气，面目肿大，有热""视人之目窠上微壅，如蚕新卧起状，其劲脉动，时之咳，按其手足上，陷而不起者，风水"的论述。

肾炎初起，腰以上肿，面目尤甚，恶风或恶寒，咳嗽甚则气喘，或骨节痛，口渴，便秘或自调，溲赤涩，舌质淡或红，苔白腻或腻，脉浮数或滑数，故急性肾火属中医学"阳水""风水"范畴。

《素问·汤液醪醴论》云："平治于权衡，去菀陈莝……开鬼门，洁净府。"《金匮要略》云："诸有水者，腰以下肿，当利小便，腰以上肿，当发汗乃愈。"故肾炎初起治宜解表宣肺利水为主。麻黄连翘赤小豆汤乃外解表邪、内清湿热、表里双解之剂，治急性肾炎较越脾加术汤收效尤捷，较疏凿饮子平稳而效卓。若慢性肾炎急性发作，有表证而卫阳不虚者，同样适用；无表证者，去麻黄；卫阳虚者，麻黄易黄芪。

服用麻黄连翘赤小豆汤后，水肿消失，而有阴虚征象（视物昏花、目干涩、口干、脉细数、舌赤无苔）者，应酌情选用滋阴之品。

临证之验，尿中有红细胞者，加益母草、鲜茅根、旱莲草、阿胶；有白细胞者，加忍冬藤、红藤、黄柏；有蛋白者，可加大黄芪、山药、薏苡仁、白茅根的剂量。

医案：于某，女，19 岁。

初诊（1973 年 10 月 12 日）：患者于 3 日前出现面目浮肿，继而四肢亦肿，来势迅速，伴发热恶寒，微咳，肢节烦痛，小便不利，舌苔薄白，脉浮紧。服用感冒药效果不佳，故延中医诊治。尿常规：蛋白（+++），管型颗粒（+），红细胞（+）。诊为"急性肾炎"。

辨证：风邪袭表，肺失宣降（风水）。

治法：散风清热，宣肺行水。

处方：麻黄 10 克，连翘 12 克，赤小豆 30 克，桑白皮 30 克，生姜皮 10 克，益母草 30 克，白茅根 30 克，杏仁 10 克，蝉蜕 6 克，艾叶 10 克，甘草 6 克，生姜 3 片，大枣 4 枚，水煎服。

复诊：服药 5 剂，肿消、热退、咳息。尿常规正常，脉象平稳。予原方麻黄减量为 6 克，加茯苓 12 克，续服 20 剂，以善其后。1 个月后，其母欣然相告，在当地医院连续复查 3 次尿常规均正常。

经方在水肿病治疗中的应用四则

广义的经方，系指汉代以前的方剂。其说有三：其一，汉代班固的《汉书·艺文志》序及方伎略中所讲的"经方十一家"中的方剂，系指汉以前临床著作中所记载的方剂。其二，是指《素问》《灵枢》《伤寒论》《金匮要略》等经典著作中的方剂。其三，专指张仲景的《伤寒论》《金匮要略》，即《伤寒杂病论》中的方剂。盖因《黄帝内经》之十三方，只能说是方剂学的雏形，而"经方十一家"之医学文献早已失传。据《辅行诀脏腑用药法要》所云，经文十一家中之《汤液经法》，为《伤寒杂病论》中的方剂之源。故而经方当是上述之第三说。医圣张仲景开以方证立论、广验于临床之先河。今就经方在水肿病治疗中的应用进行介绍，以示宋代林亿等的《金匮玉函要略方论·序》中"尚以方证对者，施之于人，其效若神"之论，决非妄语。

一、柴胡桂枝汤证医案

医案：吕某，女，37 岁。

初诊（1975 年 4 月 12 日）：患者发热（体温 39.6℃）恶寒，头痛项强，无汗，心烦，全身酸痛，腰痛如折，纳呆，食入即吐，口干且苦，渴不欲饮，小便不畅，大便两日未行，头面及下肢轻度浮肿，精神疲惫，舌质淡红，苔微黄而厚，脉浮滑而数。尿常规：蛋白（++），白细胞、红细胞、上皮细胞均少许。血常规正常。血生化尿素氮 23mmol/L，二氧化碳结合力 75Vol%。

辨证：太阳失治，邪入少阳，枢机不利，三焦阻滞，水道不通，证属关格。

治法：和解少阳，疏利三焦，调和营卫。

方药：柴胡桂枝汤加味。

处方：服药柴胡 12 克，黄芩 10 克，大黄 10 克，桂枝 12 克，白芍 12 克，栀子 10 克，杏仁 10 克，桑白皮 30 克，姜半夏 6 克，赤小豆 30 克，白茅根 30 克，蝉蜕 6 克，生姜 10 克，大枣 10 克。6 剂，水煎，去渣再煎，温服。

复诊：1 周后尿量增、大便通，尿常规有微量蛋白。上方加茯苓 10 克、猪苓 10 克、射干 10 克，续服。1 个月后复查，尿常规、血生化均正常。

按语： 急性肾炎为内、儿科多发病，起病急，病程短，以血尿、蛋白尿、高血压、水肿为临床特点，并且每发于感染后。该患者即因感冒而发。邪犯肌表，肺失宣降，风水相搏，溢于肌表，故见头面浮肿；肺失肃降，三焦壅滞，脾失健运，水道不通，水液气化失序，而见下肢浮肿；口干口苦，乃少阳枢机不利，胆火被郁而致；渴不欲饮，乃脾运失司所致。故予柴胡桂枝汤治之。方中以小柴胡汤透理三焦，使水道通调；桂枝汤调和营卫，安和五脏；佐以桑白皮、白茅根以清利湿热，通调水道；杏仁、蝉蜕宣发肺气，以开玄府。诸药合用，故收效于预期。

二、鳖甲煎丸证医案

医案： 张某，男，63 岁。

初诊（2021 年 5 月 20 日）：胸闷、气短、头晕伴食欲不振、下肢浮肿数年，加重半月余。患者自 2006 年劳累后出现头晕，并伴有头痛、恶心、呕吐、意识不清等症状，休息后头晕缓解，患者及家属未予重视，亦未进一步检查与治疗。此后间断出现头晕。2008 年 10 月，患者干农活时突然出现持续性头晕，伴有胸闷、气短、恶心，无呕吐，随即昏倒，休息后自行清醒，就诊于某医院，测血压 250/90mmHg，行相关检验及检查，诊断为"双侧肾上腺增生、高血压"，予口服降压药治疗，但效果不佳。2010 年 8 月，自觉头晕症状加重，就诊于某医院，查血肌酐 231μmol/L、尿素氮 22.6mmol/L，并行相关检查，诊断为"高血压、左肾萎缩、左肾动脉狭窄、慢性肾脏病Ⅲ期"，给予硝苯地平控释片、哌唑嗪等药物治疗，血压控制一般。2012 年 1 月开始头晕症状较前明显加重，胸闷、气短、心慌也较前加重。查血肌酐 269.2μmol/L、尿素氮 20.7mmol/L，给予左旋氨氯地平、氯沙坦等药物治疗，效果不佳。此后上述症状呈进行性加重，近半个月患者自觉胸闷、气短、头晕、食欲不振较前明显加重，遂来就诊，以"慢性肾功能不全、高血压"收治入院。

辨证：肾元不足，枢机不利，气化失司，湿浊内郁，肾络瘀阻。

治法：调达气机，益气活血，化气泄浊，利水消肿。

方药：鳖甲煎丸合五苓散化裁。

处方：炙鳖甲 12 克，柴胡 12 克，黄芩 10 克，红参 10 克，桂枝 12 克，赤芍 12 克，酒大黄 10 克，厚朴 10 克，葶苈子 10 克，石韦 10 克，瞿麦 15 克，射干 10 克，凌霄花 10 克，三七 10 克，土鳖虫 12 克，鼠妇 10 克，当归 15 克，补骨脂 10 克，茯苓 20 克，猪苓 15 克，炒泽泻 30 克，炒白术 15 克，车前子（包煎）30 克，黄芪 30 克，炒桃仁 12 克，丹参 15 克，牡丹皮 10 克，水牛角 10 克，生姜 10 克，大枣 10 克。水煎服。同时，予大黄 50 克、芒硝 30 克、牡蛎 30 克、五倍子 15 克、炒栀子 30 克、当归 50 克、川芎 30 克、车前子 30 克，共为细末，敷神阙穴，每日 1 次。

上方加减服药 42 剂后，诸症消失，查血肌酐、尿素氮等指标属正常范围。续服 14 剂出院。嘱每日服金匮肾气丸、桂枝茯苓胶囊善后。

按语：鳖甲煎丸，出自《金匮要略·疟病脉证并治》，原是为癥瘕、疟母证而设的方。鳖甲煎丸具扶正祛邪、软坚消痰、理气活血之功，应用极为广泛，除用治疟母外，还可用于多种原因引起的肝脾肿大、子宫肌瘤、卵巢囊肿及胸腹腔其他肿瘤。该患者以鳖甲煎丸合五苓散易汤治疗肾病水肿，取其调达枢机、化气通脉、益气活血、祛湿化浊、利水消肿之功。患者病久致肾上腺增生、左肾萎缩、左肾动脉狭窄，亦有形之"癥瘕"也。此即《怡堂散记》所云："医者，意也。临证要有会意，制方要有法，法从理生，意随时变，用古而不泥古，是真能用古也。"鳖甲煎丸易汤，寒热并用，攻补兼施，行气化瘀，除癥消积，可调整气机，增强抗病能力；辅以五苓散，以增其利水渗湿、温阳化气之功。虽然经治疗后诸症消失，水肿消退，血肌酐、尿素氮正常，但其肾上腺增生、肾萎缩等器质性疾病仍在，故予金匮肾气丸、桂枝茯苓胶囊以善其后。

三、柴苓汤证医案

医案一：赵某，男，18 岁，学生。

初诊（1990 年 3 月）：发热、恶寒 3 天，伴面睑浮肿 1 天。患者 3 天前始感发热、微恶寒、咽部不适，自服"感冒胶囊"无效。昨日晨起发现面睑浮肿较重、小便如浓茶色，因自疑为"肾炎"而来就诊。刻下症见面睑浮肿、舌苔白、脉数。尿常规：红细胞（+++），颗粒管型少量，蛋白（++）。

诊断：急性肾小球肾炎。

辨证：枢机不利，气化失司，水邪溢于肌肤。

治法：枢转气机，通调三焦，利水渗湿。

方药：柴苓汤加减。

处方：柴胡18克，黄芩18克，红参6克，半夏6克，茯苓15克，猪苓15克，白术12克，泽泻12克，肉桂3克，黄芪12克，白茅根30克，益母草30克，金银花30克，连翘12克，赤小豆30克，麻黄10克，生姜10克，大枣10克。水煎，去渣再煎，温服，日1剂，分2次服。

复诊：服上药6剂后，风水证消失，尿常规正常。为巩固疗效，上方继服5剂，复查尿常规仍正常。嘱每日用白茅根30克、益母草15克，煎汤代茶饮。随访至今未复发。

按语：柴苓汤，由《伤寒论》之小柴胡汤合五苓散组成。40年前，余侍诊于家父柳吉忱公侧，见公用柴苓汤治疗急性肾小球肾炎，弗明不解，遂请释迷。公曰："柴苓汤，方详见于《沈氏尊生书》，原是为阳明疟而设的方。今用此方，当熟谙《黄帝内经》《难经》，晓然肾主水液、少阳属肾及三焦气化之说。今用柴苓汤，取其和解少阳、化气行水、健脾渗湿之功效。验诸临证，凡急慢性肾小球肾炎、肾病综合征而见小柴胡汤证、五苓散证者，均可化裁用之，尤其是柴胡证，但见一证便是，不必悉具。尔当博览群言，沉思力索，以造诣于精微之域，自有深造逢源之妙。"因该患者发热、微恶寒、咽部不适、小便如浓茶色，提示其外有表邪、内有里热，故合入《伤寒论》之麻黄连翘赤小豆汤，予以表里双解之法。

医案二：吕某，女，22岁，学生。

初诊（2012年6月20日）：患者自2010年开始出现面部及双下肢水肿，诊断为"肾病综合征"，曾去省城医院多次住院治疗。2011年3月4日，在某医院查血生化：血清白蛋白20.33g/L，甘油三酯3.39mmol/L，总胆固醇11.46mmol/L；尿常规：隐血（+），尿蛋白（++）。2011年4月23日在济南某医院行肾穿刺取活检，病理结果示膜性肾病（2期）。2012年查尿常规：尿蛋白（++），白细胞（+），酮体（+）。仍服用激素、双嘧达莫等药治疗。刻下症见眼睑及四肢浮肿，脘腹胀满，腰以下肿甚，满月脸，水牛背，食少便溏，小便短少，面色萎黄，神疲肢冷，舌淡，苔白滑，脉沉缓。

辨证：枢机不利，脾肾阳虚，三焦气化失司。

治法：枢转气机，通调三焦，利水渗湿。

方药：柴苓汤加减。

处方：柴胡20克，黄芩12克，红参10克，姜半夏10克，茯苓15克，猪苓10克，泽泻15克，炒白术15克，桂枝12克，赤灵芝12克，黄芪30克，僵蚕12克，炙甘草10克，生姜3片，大枣4枚。水煎，去渣再煎，温服。

复诊：服药10剂，诸症减轻，浮肿消失。遂嘱上方于晨卯时服用，而午、晚予以济生肾气丸合五苓散、当归芍药散易汤化裁服之。

三诊（2013年1月20日）：经中药治疗半年，诸症悉除，理化检查均正常。予柴苓汤每日晨卯时服用，以善其后。

按语： 柴苓汤由经方小柴胡汤合五苓散组成。关于小柴胡汤，《血证论》云："乃达表和里，升清降浊之活剂。人身之表，腠理实为营卫之枢机；人身之里，三焦实为脏腑之总管，惟少阳内主三焦，外主腠理。"五苓散乃利水渗湿、化气通脉之要剂。故柴苓汤可枢转气机，通调三焦，化气通脉，利水消肿。以济生肾气丸合五苓散、当归芍药散易汤服之，可益元化气通脉。

四、麻黄连翘赤小豆汤证医案

医案： 周某，男，68岁。

初诊（1974年4月23日）：患者曾于1973年8月3日在内科诊为"慢性肾炎"，于1974年1月19日住院治疗，好转后于同年3月4日出院。近日患者身热头痛，面目及四肢浮肿，恶风寒，舌红无苔，下肢按之陷而不起，脉浮数。尿常规：蛋白（+++），颗粒管型（+）。诊为"慢性肾炎急性发作"。

辨证：脾虚失运，风邪犯肺。

治法：宣肺解表，健脾利湿。

方药：麻黄连翘赤小豆汤加减。

处方：麻黄6克，连翘12克，赤小豆30克，桑白皮15克，杏仁10克，石韦10克，益母草12克，山药12克，茯苓12克，白茅根30克，甘草6克，大枣3枚，生姜3片。水煎服。

复诊（1974年5月1日）：服用6剂后诸症消失，脉浮，舌红无苔，尿常规正常。继服6剂，予金匮肾气丸以善其后。

按语： 麻黄连翘赤小豆汤，出自张仲景的《伤寒论》，乃为"伤寒瘀热在里，身必发黄"证而设，可外解表邪、内清湿热，为表里双解之剂。今用治风水、皮水，以麻黄、杏仁宣肺利水，使腠理之邪随汗而解；连翘、赤小豆、桑白皮可肃肺清热利湿，以冀湿热随小便而去；生姜、大枣、甘草，为辛甘、酸甘相合，可健脾和中、调和营卫，以助三焦气化。

化裁经方治水肿
——家父柳吉忱经验介绍

一、麻黄汤证医案

医案：林某，男，9岁。

初诊（1973年7月13日）：急性肾小球肾炎患儿，在某医院治疗1周效果不佳，故求中医诊治。刻下症见面目浮肿，咳喘无痰，小便不利，形寒肢冷，舌淡伴齿痕，苔白腻，脉浮紧。

辨证：风寒束肺，肺失宣降，三焦气化失司，水邪泛溢肌肤，而致风水。

治法：宣发肺气，透达三焦，利尿消肿。

方药：麻黄汤化裁。

处方：麻黄6克，桂枝6克，杏仁6克，蝉蜕6克，白茅根15克，茯苓皮10克，生姜片6克，炙甘草3克。水煎服。

复诊：服药3剂，小便通利，面目浮肿消退，咳喘息。嘱原方加白术15克。续服3剂，诸症消失，尿常规示有微量白蛋白，予以每日黄芪10克、白茅根15克、石韦10克，作饮服之。追访1年，未复发。

按语：太阳主一身之表，风寒外束，阳气不伸，气化失司，风寒客于肌腠皮肤，毛窍闭塞，水邪泛溢，蕴于肌肤，故见面目浮肿、形寒肢冷；阳气郁于内，肺失宣降而见咳喘，不能通调水道而见小便不利。《黄帝内经》云："寒淫于内，治以甘热，佐以辛苦。"故主以麻黄汤治之。药用麻黄、生姜辛温发散风寒；桂枝辛甘性温，可通阳化气、解肌和营，助麻黄发汗解肌，使水邪从肌肤而解；杏仁辛苦性温，利肺润肠，止咳平喘；甘草味甘性平，和中补气，调和诸药，并可防过汗伤津之弊。方加蝉蜕，取其轻清宣散之性，开宣肺窍，去除面目浮肿之症；白茅根味甘不腻膈，寒不伤胃，利水不伤阴，该患儿用之，取其导热下行，入膀胱而利水；茯苓甘淡而平，甘则能补，淡则能渗，既能健脾益气，又能利水渗湿，此即"淡味渗泄为阳"之意。于是诸药合用，肺气宣降之功有序，三焦气化之用有司，则毛窍通畅、小便得利，而风水得愈。复诊时方加白术，为越婢加术汤之意，可健脾化湿，有培土制水之图。病愈后，以黄芪、白茅根、石韦作饮服，公谓："取黄芪甘温，具生发之性，俾气升而水自降；白茅根导热下行；石韦甘苦微寒，清肺金而利水，分清降浊，直达州都，为导湿热以通淋之要药。"从而益气通阳，气化有序，分清泌浊，以防水湿蕴结，再发水肿。

二、麻黄连翘赤小豆汤证医案

医案：张某，女，29岁。

初诊（1974年9月16日）：患者于3日前出现面目浮肿，眼睑如新卧之蚕，继而四肢亦肿，发展迅速，伴发热、恶寒、咳嗽、肢节烦痛、小便不利，舌苔薄白，脉浮紧。服用感冒药效果不佳，故求中医诊治。尿常规：白蛋白（+++），颗粒管型（+），红细胞（+）。诊为"急性肾小球肾炎"。

辨证：风邪袭表，肺失宣降，而致风水。

治法：散风清热，宣肺行水。

方药：麻黄连翘赤小豆汤化裁。

处方：麻黄10克，连翘12克，赤小豆30克，桑白皮30克，生姜皮10克，益母草30克，白茅根30克，杏仁10克，蝉蜕6克，炒白术12克，苏叶10克，甘草6克，生姜3片，大枣4枚。水煎服。

复诊：服药5剂，肿消、热退、咳止，尿常规正常，脉象平稳。予原方麻黄减量为6克，加茯苓12克，续服20剂，以善其后。1个月后，患者欣然相告，连续复查3次尿常规均正常。

按语：麻黄连翘赤小豆汤，出自《伤寒论》，乃为"伤寒瘀热在里，身必黄"之证而设。本医案风水一证，乃风邪侵袭，肺失肃降，不能通调水道，下输膀胱，致风遏水阻，流溢肌肤，发为水肿。今取麻黄连翘赤小豆汤用之，乃外解表邪，内清里热，表里双解之谓。方中麻黄、杏仁宣肺利水，使肌肤之邪随汗而解；连翘为木樨科植物连翘的干燥果实，功于清热解毒，以清散上焦之郁火；以桑白皮代梓白皮，与赤小豆共达肃肺、清热、利湿之功，以冀湿热随小便而去；生姜、大枣、甘草，为酸甘、辛甘相合，可健脾和中、调和营卫，以助肺之清肃之力，长三焦气化之功。故诸药合用，收效于预期。待其病愈之初，减麻黄用量，功于宣肺；入茯苓以淡渗利水，在于巩固疗效。

三、柴苓汤证医案

医案：吕某，女，29 岁。

初诊（1973 年 7 月 9 日）：发热、恶寒，伴眼睑浮肿 1 天。患者 2 天前始感发热、微恶寒、咽部不适。自认为是感冒，服感冒药无效。昨日晨起出现眼睑浮肿较重，小便如浓茶色，舌苔白，脉数。因自疑为"肾炎"而来就诊。尿常规：红细胞（++），颗粒管型少量，白蛋白（++）。内科诊断为"急性肾小球肾炎"，转中医科治疗。

辨证：枢机不利，气化失司，水邪溢于肌肤，发为风水。

治法：枢转气机，通调三焦，利水渗湿。

方药：柴苓汤加味。

处方：柴胡 18 克，黄芩 18 克，红参 6 克，半夏 6 克，茯苓 15 克，猪苓 15 克，白术 12 克，泽泻 12 克，桂枝 10 克，黄芪 20 克，白茅根 30 克，益母草 30 克，桑白皮 30 克，连翘 12 克，赤小豆 30 克，麻黄 10 克，制杏仁 10 克，姜、枣各 10 克。水煎，去渣再煎，温服，日 1 剂，分 2 次服。

复诊：服上药 5 剂后，诸症消失，查尿常规正常。为巩固疗效，上方继服 15 剂。复查尿常规仍正常，嘱每日以白茅根 30 克、益母草 15 克、射干 10 克，代茶饮，以防复发。

按语： 柴苓汤，方见《沈氏尊生书》，原为阳明疟而设。方由小柴胡汤合五苓散而成。今用此方，乃宗《黄帝内经》《难经》"肾主水液"，"少阳属肾"，"三焦气化"之说。柴苓汤，取其和解少阳、化气行水、健脾渗湿之功而收效。验诸临证，凡急慢性肾小球肾炎、肾病综合征，而见少阳证、小柴胡汤证、五苓散证者，均可化裁用之。

至于小柴胡汤去滓再煎，寓意亦深，乃取其清能入胆之义。喻嘉言尝云："少阳经用药，有汗、吐、下三禁，故但取小柴胡汤以和之。然一药之中，柴胡欲出表，黄芩欲入里，半夏欲去痰，纷纭而动，不和甚矣，故去滓复煎，使其药性合而为一。"又非和于表，亦非和于里，乃和于中也，是以煎至最熟，令药气并停胃中，少顷即随胃气以输布表里，而表里之邪，不觉潜消默夺。故方中既用人参、甘草，又加生姜、大枣，不言其复，全借胃中天真之气为斡旋。

四、加味真武汤证医案

医案：刘某，女，52岁。

初诊（1973年11月7日）：患者患慢性风湿性心脏病，伴二尖瓣关闭不全20余年。心电图示左心室肥大。症见全身浮肿，小便不利，形寒肢冷，自汗出，心悸气短，呼吸喘急，咯吐泡沫痰涎，胸胁支满、不能平卧，眩晕，颧红如妆，舌淡胖嫩，苔白滑，脉微细而代。

辨证：阳气虚衰，气化失司，水饮内停，上泛心肺。

治法：温阳逐饮，化气行水，佐以宁心定悸。

方药：真武汤合桂苓五味甘草汤加味。

处方：茯苓15克，炒白术10克，制白芍15克，制附子10克，桂枝12克，五味子12克，泽泻20克，红参10克，丹参10克，炙甘草10克，生姜3片，大枣4枚为引。水煎服。

复诊：服药5剂，肿始消，呼吸尚平稳，已可平卧。予原方加黄精12克、赤灵芝10克，水煎服。续服10剂，全身水肿消退，呼吸匀，可平卧。予以上方制成散剂，每次10克，日3次，冲服。

按语：《素问·至真要大论》云："诸病水液，澄澈清冷，皆属于寒……诸寒收引，皆属于肾……诸湿肿满，皆属于脾。"意谓肾阳不足，命门火衰，气化失司，而成水饮；肾阳虚，脾阳不振，运化失司，而成痰饮，水湿外泛于肌肤而成水肿，此即内生五邪之寒湿水邪也。《素问·逆调论》云："不得卧，卧则喘者，是水气之客也。"意谓水饮上凌心肺，此即《金匮要略》痰饮篇"心下有支饮，其人苦冒眩""膈间支饮，其人喘满"之谓也。故予《金匮要略》之真武汤合桂苓五味甘草汤治之。方中附子、桂枝、甘草温阳化水，壮真火，补命门，逐阴寒以化水饮；茯苓、泽泻、白术健脾渗湿以除水肿；五味子收敛耗散之气，佐之人参益气生脉；药加丹参活血通脉。方中尚寓《金匮要略》治"心下有痰饮，胸胁支满，目眩"之苓桂术甘汤、"心下有支饮，其人苦冒眩"之泽泻汤、"吐涎沫而癫眩"之五苓散，及《正体类要》治"手足逆冷，头晕气短，汗出脉微"之参附汤，《内外伤辨惑论》治"体倦气短，脉虚细结代"之生脉散。因麦门冬性寒而润，于证不利，故弃之不用。于是诸药合用，有药到病除之效，而水肿得消、心气得敛。该患者为风湿性心脏病二尖瓣关闭不全伴心功能衰竭之疾，经治心衰得解，但二尖瓣关闭不全乃器质性病变，非药物可愈也。当需日常用药调之，故予散剂续服。

补气药多甘、较腻滞，故痰饮水气病不宜多用。复诊时，鉴于"肿始消，呼吸尚平稳，已可平卧"，提示气化已有司，水饮得除，说明益气健中、培补后天之法可用之，故有黄精、灵芝之伍。《名医别录》谓黄精"味甘，平，无毒，主补中益气，除风湿，安五脏"。《本草便读》谓："黄精得土之精气而生，甘平之性，故为补益脾胃之圣品。土者万物之母，母得其养，则水火既济，金木调平，诸邪自去，百病不生矣。"复云："此药味甘如饴，性平质润，为补养脾阴之正品。"灵芝始载于《神农本草经》，被列为上品，又有赤芝、黑芝、青芝、白芝、黄芝、紫芝之分，谓赤灵"味苦，平，无毒。治胸中结，益心气，补中，增智慧"。故黄精配伍健运中气、鼓舞清阳之赤芝，既补脾气，又补脾阴，二药相伍，则补脾益气之功倍增。于是气阴双补，而心血得充，心气得旺，而心脉运行得畅。

五皮胃苓汤治浮肿
——家父柳吉忱经验介绍

医案：曲某，女，38 岁。

初诊（1981 年 2 月 28 日）：患者自去年年底出现全身浮肿、按之即起，纳食呆滞，胃脘疼痛，气逆上冲，大小便正常，畏寒无汗，舌淡苔白，脉沉濡。

辨证：脾土失运，气郁失渗，发为浮肿。

方药：五皮饮合胃苓汤化裁。

处方：茯苓 12 克，猪苓 12 克，党参 15 克，苍术、白术各 12 克，桂枝 6 克，陈皮 15 克，桑白皮 15 克，山楂、麦芽、神曲各 10 克，广木香 10 克，苏梗 6 克，大腹皮 15 克，茯苓皮 15 克，生姜皮 15 克，厚朴 10 克，炒莱菔子 10 克，芦根 15 克，鸡内金 6 克，香附 10 克。5 剂，水煎服。

复诊（1981 年 3 月 5 日）：服药后诸症若失，仍宗愿意续服。

三诊（1981 年 3 月 20 日）：续服中药 10 剂，病臻痊愈。予唐代王冰之蜀脂粥法，即取黄芪 10 克，甘草 2 克，小麦 30 克，前两药水煮小麦作粥服，以益气健中州之法，则可不为风袭、不为湿困，使气化有序，而无浮肿之发。

按语：《医学汇海》云："气肿之证，其皮不甚光亮，按之随手即起，外实中空，有似于鼓，故又名鼓胀，乃气郁所致，急宜行气。"故此浮肿一案，实乃素体阳虚，脾运失司，气郁于表，气化失司，而致浮肿。昔秦伯未先生尚云："浮肿有发汗、利水、温化、理气、健运、攻逐等方法，这些方法又须适当配合使用。"故吉忱公有五皮饮合胃苓汤之治。五皮饮，出自《中藏经》，方中茯苓皮专于淡渗利水，使三焦气化有序；陈皮理气化湿，使脾健水饮之邪得解；桑白皮、大腹皮下气利水，而水邪必去；生姜皮味辛散水，则上焦肃降有司。于是合用五皮共奏健脾理气、利水消肿、肃降水道之功。胃苓汤，出自《证治准绳》，由平胃散、五苓散二方合成，原为脾胃不和而致腹痛泄泻、小便不利或肢体浮肿而设。方中白术、茯苓健脾化湿；陈皮、苍术、厚朴燥湿健脾；猪苓、泽泻利尿消肿；桂枝温阳化气，伍甘草乃桂枝甘草汤，辛甘化阳，则气化有司；姜、枣调和营卫，气血运行有序。因该患者伴有"胃脘疼痛，气逆上冲"之症，故有健脾理气、降逆止冲之党参、苏梗、木香、香附诸药，及山楂、麦芽、神曲、炒莱菔子等消食化积之味。健脾益气则内湿不生，利水渗湿则肌肤之水邪得除。故诸方同施，诸法备焉，而药到病除。此即元代齐德之之谓："夫药者，治病之物，盖流变在乎病，主治在乎药，制用在乎人，三者不可缺也。"

防己在肾病治疗中的应用

——业师牟永昌经验介绍

一、加味防己芪苓汤证医案

医案：衣某，男，44岁。

初诊（1960年6月11日）：患者1周前偶感风寒，继而出现腿肿、脚肿、身虚、转筋、咳嗽、自汗出、恶风等症，眼睑微浮肿，下肢浮肿，按之没指，身体困重，脘痞纳呆，小便短少，舌淡红，苔白腻，脉滑。

处方：防己10克，茯苓10克，黄芪10克，白术10克，木瓜10克，川木香6克，厚朴10克，橘红10克，麦冬10克，草豆蔻10克，大腹皮10克，生姜皮10克，桑白皮10克，甘草6克。3剂，水煎服。

复诊（1960年6月14日）：服药1剂，水肿消退，续服2剂，身重、脘痞、咳嗽、小便短少诸症悉除。

按语：《素问·上古天真论》云："肾者主水，受五脏六腑之精而藏之。"《素问·逆调论》云："肾者水脏，主津液。"这说明肾中精气的气化功能，对于维持体内津液的输布、排泄具有重要的调节作用。《素问·经脉别论》云："饮入于胃，游溢精气，上输于脾，脾气散精，上归于肺，通调水道，下输膀胱，水精四布，五经并行。合于四时五脏阴阳，揆度以为常也。"其说明了在正常的生理情况下，津液的气化是通过胃的摄入、脾的运化和转输、肺的宣散和肃降、肾的蒸腾气化，以三焦为通道，输布至全身的；经过气化后的津液，则分别化为汗液、尿液和浊气排出体外。而肾中精气的蒸腾气化，实际上主宰着整个津液气化的全过程，因为肺、脾等脏对津液的气化功能，均赖于肾中真元的蒸腾气化功能。

水肿，泛指人体内水液潴留，泛溢肌肤而发的疾病。究其因，《素问·水热穴论》谓"其本在肾，其末在肺"，《素问·至真要大论》云："诸湿肿满，皆属于脾。"张景岳云："凡水肿等证，乃脾、肺、肾三脏相干之病。盖水为至阴，故其本在肾；水化于气，故其标在肺；水惟畏土，故其制在脾。今肺虚则气不化精而化水，脾虚则土不制水反克，肾虚则水无所主而妄行。"景岳之论，言简意赅地说明了水肿病与肺、脾、肾三脏的关系。而《诸病源候论·水肿候》认为，水肿除与肺、肾、脾三脏功能有关外，还与胃关系甚密，其云："肾者主水，脾胃俱主土，土性克水，脾与胃合，相为表里，胃为水谷之海。今胃虚不能传化水气，使水气渗溢经络，浸泽腑脏，脾得水湿之气，加之则病，脾病则不能制水，故水独归于肾，三焦不泻，经脉闭塞，故水气溢于皮肤而令肿也。"

该患者素体阳虚，外感风寒，致肺之宣发肃降功能失司，故发咳嗽、自汗出、恶风之症；因风遏水阻，脾之运化、肾之蒸腾气化功能失序，故水湿泛溢肌肤而见腿肿、脚肿、身虚之候；因脾失运化，胃失和降，小肠泌清别浊功能失司，故有身体困重、脘痞纳呆、小便短少之症。《金匮要略·水气病脉证并治》云："风水，脉浮身重，汗出恶风者，防己黄芪汤主之。"又云："皮水为病，四肢肿，水气在皮肤中，四肢聂聂动者，防己茯苓汤主之。"故永昌公用防己剂治疗。防己原载于《神农本草经》，中药所用之防己，有汉防己、木防己之分。汉防己为防己科植物粉防己的根，木防己为马兜铃科植物广防己的根。本医案所用为粉防己，其味苦性寒，以苦寒之性、泄降之功而利水消肿，辛散之性而宣表祛风，故为主药。辅以黄芪，以其甘温之性、生发之机补气升阳而益气固表，气升则水自降；茯苓甘淡而平，甘能益脾补气，淡能淡湿利水，乃治疗水肿等诸证必用之品。药用白术，以其甘温之性以补中，苦味用之以燥湿，使脾之健运之功有司，则水湿得化，肌表得固；佐茯苓，乃《明医指掌》四苓散之用，功于健脾渗水、利尿消肿。药用厚朴，以其苦辛之性而和胃下气散结，温脾燥湿之功而除脘痞身重之症。用茯苓，乃《丹溪心法》胃苓汤之施，功于健脾燥湿、和胃除胀。药用生姜皮，辛散宣发，以除水饮；桑白皮降肺气，通调水道；大腹皮行水气，以除胀满；三药实乃《华氏中藏经》五皮饮之用，功于理气健脾、利湿消肿。木瓜酸温气香，酸能入肝而舒筋通络，温香入脾化湿和胃，以其温化肌腠之湿滞，而除肢肿、身虚、转筋之候。使以甘草，助黄芪建中气而卫阳得复，助白术益脾气而水湿得除。诸药合用，永昌公名之曰"加味防己茯苓汤"，实寓《金匮要略》之防己茯苓汤、防己黄芪汤，以及《明医指掌》之四苓散、《丹溪心法》之胃苓汤、《华氏中藏经》之五皮饮诸方之效，为治疗风水、皮水证之效方。本医案药用橘红，以其辛苦温之性，宣通肺气、化痰止咳；麦冬甘苦微寒，可生津润燥、清肺止咳；二药乃治风水兼咳之品。木香、草豆蔻，佐厚朴以理气和胃、除胀通滞。诸方、诸药合用，使肺气得宣、脾气得健、肾气得化，三焦升降出入功能有序，水液气化功能正常，故收卓效。

二、加减防己黄芪汤证医案

医案：牟某，男，11 岁。

初诊（1960 年 9 月 26 日）：患者 1 年前因心律失常，在县医院确诊为"风湿性心脏病"，未进行系统治疗。近期出现心悸气短、动则喘息、不能平卧、形寒肢冷，一身悉肿，肢体沉重，睾丸亦肿大，胸满脘痞，纳呆，小便不利，两颧娇红如妆，唇甲略暗，舌胖嫩，苔白滑，脉代而微细。

处方：防己 6 克，黄芪 20 克，白术 10 克，木瓜 6 克，大腹皮 6 克，茯苓皮 6 克，桑白皮 6 克，木通 6 克，车前子（包煎）6 克，槟榔片 6 克，鸡内金 6 克，干姜 3 克，草豆蔻 6 克，厚朴 6 克。3 剂，水煎服。

复诊（1960 年 9 月 29 日）：服药 1 剂，肿消大半，已能平卧。续服 2 剂，水肿全消。嘱灸治中脘、关元、内关、足三里、冲阳，为后续之治。

按语：《素问·痹论》云："心痹者，脉不通，烦则心下鼓，暴上气而喘。"《金匮要略·水气病脉证并治》云："心水者，其身重而少气，不得卧，烦而躁，其人阴肿。"二者均表述了心脉痹阻，脉气不通，气血运行不畅，可产生心悸、胸闷短气、唇甲暗及脉搏异常。由于心阳虚而水气盛，故身肿而少气；水气凌心，故心悸、不能平卧；前阴为肝肾经脉所过，肾脉出肺络心，心阳虚不能下交于肾，则肾水不得制约，溢于前阴，而致睾丸肿大。故治当温阳散饮、化气行水，施以《金匮要略》之防己黄芪汤，以益气健脾、除湿行水，而除肌表水湿。方中主药防己，以其苦降之性而利水消肿，辛散之性而祛肌表水邪。《诸病源候论·水肿诸候》云："水病者，由脾肾俱虚故也。肾虚不能宣通水气，脾虚不能制水，故水气盈溢，渗液皮肤，流遍四肢，所以通身肿也。"故健脾益肾为治水肿之大法。《诸病源候论·肿满候》又云："小儿肿满，由将养不调，脾肾二脏俱虚也。肾主水，其气下通于阴；脾主土，候肌肉而克水。肾虚不能传其水液，脾虚不能克制于水，水气流溢于皮肤，故令肿满。"该患儿即属此证，故培补后天之本尤为重要。方中辅以黄芪，以其甘温之性，具生发之机，补气以生血，温运阳气以利水消肿；白术甘苦性温，甘温补中，苦可燥湿，故为补脾燥湿之要药，使脾气得健，而水湿痰饮之邪得消。前人有"生姜走而不守，干姜能走能守，炮姜守而不走"之论，本医案重在温阳化饮，故用干姜温脾阳、散水湿，而为佐使药。盖因患儿"一身悉肿，身体沉重"，又属皮水之候，故永昌公化裁五皮饮，以桑白皮、茯苓皮、大腹皮引领木通、车前子二药，以增利湿消肿之功。脾虚失运，必致胃纳之功失司，故有胸满、脘痞支饮兼胃家实之候。故永昌公宗《金匮要略》"支饮胸满者，厚朴大黄汤主之"之意，单取厚朴以行气化湿，则胸腹胀满之症可除；因枳实破气作用较强，易伤正气，大黄苦寒沉降，气味俱厚，力猛善走，乃峻烈攻下之药，能伤人正气，二药于脾虚之证不利，故弃之，代之以槟榔、草豆蔻、鸡内金。槟榔味苦能降、味辛能散，温具通行之性，故有降气行滞之功，使痰消水行、滞破积化；草豆蔻味辛性温而气芳香，功于健脾燥湿、行气开郁，以治湿滞中焦之候；凡动物弱于齿者，必强于胃，鸡内金为鸡肫内黄皮，善于消食磨积，故有健脾和胃、消食化积之功。药用木瓜，其味酸入肝而舒筋通络，温香入脾化湿和胃，可温通肌腠之湿滞，而除肢肿身重。诸药、诸方、诸法合用，以达补脾益气、温阳化饮、利水消肿之功。本医案之治，永昌公师防己黄芪汤、五皮饮、厚朴大黄汤之法度，化裁用之，方名曰"加减防己黄芪汤"，药仅3剂，而收卓效，细读之、深思之，方悟公处方用药之奥蕴。正如《医宗金鉴·凡例》所云："方者一定之法，法者不定之方也。古人之方，即古人之法寓焉。立一方必有一方之精意存于其中，不求其精意而徒执其方，是执方而昧法也。"

　　水肿虽除，然风湿性心脏病尚存。因患儿家庭经济困难，故永昌公有愈后诸穴之灸治，乃调补后天、补气益血之用。清代喻昌的《医门法律·问病论》云："医，仁术也。仁人君子，必笃于情。笃于情，则视人犹己，问其苦，自无不到之处。"永昌公，仁人君子之医也。

三、防己茯苓汤合栀子金花汤证医案

医案：孙某，男，18 岁。

初诊（1962 年 10 月 6 日）：患者 1 周前患急性肾炎，入内科治疗无效，今日出院求中医治疗。症见全身水肿、按之没指，小便黄赤短少，身体困重，胸闷纳呆，肢体倦怠，口舌生疮，舌苔垢腻而略黄，脉沉弱微数。

处方：金银花 10 克，栀子 10 克，黄芩 10 克，木通 10 克，车前子（包煎）10 克，防己 10 克，茯苓 10 克，泽泻 10 克，苍术 10 克，白术 10 克，大腹皮 10 克，海金沙 10 克，甘草 10 克。水煎服。

复诊（1962 年 10 月 11 日）：服药 5 剂，小便通利，水肿消退大半，口疮已愈，舌苔正常，脉象和缓。嘱原方去金银花、栀子、黄芩、海金沙诸苦寒之味，加陈皮 10 克、厚朴 10 克、茯苓皮 15 克、生姜皮 10 克、桑白皮 15 克，水煎服。

三诊（1962 年 10 月 17 日）：续服 5 剂，水肿消退，身体困倦、胸闷纳呆诸症悉除。查肾功能正常，尿常规示有微量蛋白，调方续治。

处方：茯苓 12 克，党参 12 克，白术 15 克，枳实 6 克，陈皮 10 克，茯苓皮 15 克，生姜皮 10 克，桑白皮 15 克，大腹皮 10 克，苍术 10 克，厚朴 10 克，黄芪 20 克，桂枝 6 克，车前子（包煎）10 克，防己 10 克。水煎服。

四诊（1962 年 10 月 23 日）：续服 5 剂，身无不适，尿常规无异常。嘱以黄芪 10 克、白茅根 15 克煎汤续服，以巩固疗效。

按语：《医学正传》云："夫脾虚不能制水，水渍妄行，故通身面目手足皆浮而肿，名曰水肿。"此即《素问·至真要大论》"诸湿肿满，皆属于脾"之谓也。盖因脾主健运，虚则健运失司，则水湿停留，泛溢肌肤而发水肿。水肿实乃脾、肺、肾三脏相关之病。明代王肯堂又有标本之论："原肿病之由，标本之疾。肾主元气，天一之水生焉；肺主冲化，地之四金属焉。肾为本而肺为标，皆至阴以积水，其为病也，肾者胃之关键，关键不利，枢机不转，水乃不行，渗于脉络皮肤而为浮肿。当推究内外所因而施治。"鉴于此，初诊中永昌公用《证治准绳》之胃苓汤，意在以五苓散健脾渗湿，以解"至阴以积水"之弊；平胃散和胃导滞，胃气和而升降出纳之气行，水谷各从其道而输泄。加之处方中有枳实、白术之用，乃《金匮要略》之枳术汤，共使"胃之关"施也。初诊中，师《景岳全书》之栀子金花汤意，有栀子、金

银花、黄芩之用，以清上焦心肺之火，使肺主冲化之功有司，水之上源得肃，则口舌生疮之候得除。并且因水之上源得肃，则水道通畅，浮肿之疾可解。木通、防己、海金沙之施，有疏通水道、清利下焦湿热之邪之用，与栀子金花汤合用，共成清热解毒、宣肺利湿之功，以解湿毒壅滞之候。防己、茯苓、白术、黄芪、桂枝诸药相伍，又寓《金匮要略》之防己黄芪汤、防己茯苓汤之用，以除身重、四肢肿之症。防己、黄芪益气固表祛湿，使皮水从表而解；茯苓、桂枝温阳化水，助肾气行，则使水气从小便而解；桂枝与黄芪通阳行滞，鼓舞卫阳；甘草调和诸药，协黄芪、白术、茯苓以健脾益气、渗湿消肿。取诸方之要药，宗诸方之法用，治疗水肿顽疾，用药仅6剂，而病臻痊愈。关于其理，永昌公以唐宗海之论解之："肺为水之上源，上源清则下源自清；脾为水之堤防，堤防固则水道自利；肾又为水之主，肾气行则水行也。"黄芪、白茅根乃固效之施，亦为益气行水之剂也。

加味栀子柏皮汤治尿血
——业师牟永昌经验介绍

医案：丁某，女，26 岁。

初诊（1960 年 2 月 7 日）：患者近日因劳累，加之心情欠佳，于 3 日前出现尿血，尿色赤红，小便不适，伴小腹下坠、心烦易乱、夜寐不宁，舌苔略黄，脉沉数。

处方：栀子 10 克，黄柏 10 克，黄连 3 克，黄芩 10 克，车前子（包煎）10 克，生地黄 12 克，莲须 10 克，萹蓄 10 克，瞿麦 10 克，甘草 10 克。水煎服。

复诊（1960 年 2 月 8 日）：服药 1 剂即愈，续以萹蓄 10 克、瞿麦 10 克煎汤，每日代茶饮。

按语：血淋与尿血均有小便出血，其鉴别要点是有无尿痛。对此，《丹溪心法》有"尿血，痛者为淋，不痛者为尿血"之论。故该患者病属尿血。《素问·痿论》云："悲哀太甚，则胞络绝，胞络绝则阳气内动，发则心下崩，数溲血也。"其表述了如果悲哀过度，会因气机紊乱而使心包络隔绝不通，进而导致阳气在内妄动，逼迫心血下崩，于是屡次发生尿血。明代皇甫中的《明医指掌》云："溺血者，小便血也。盖心主血也，通行经络，循环脏腑。若得寒则凝涩，得热则妄行，失其常道，则溢渗于脬，小便出血也。"由此可知，"阳气在内妄动，逼迫心血下崩"，乃心血"得热则妄行"，"溢渗于脬"，乃本医案尿血之因也。业师牟永昌公施以《伤寒论》之栀子柏皮汤，意在取栀子苦寒之性，入心、肝、三焦经之能，以达泻火除烦、凉血止血之功，使心血下崩、心烦易乱、夜寐不宁之候得除；黄柏苦寒沉降，长于泻肾家之火，清下焦湿热，而为之辅；甘草生用清热解毒，又有调和药性之能，同热药用之可缓其热，同寒药用之可缓其寒，故为佐使，既可清热解毒、除烦，又可使栀子、黄柏泻火清热而不伤正。永昌公用栀子柏皮汤治疗，而非《伤寒论》之主治，乃取其法也。诚如清代张璐所论："夫病有不见经论之异证，则其治亦必有不由绳墨之异法。"因热迫下焦，故公于方中又用黄连、黄芩伍栀子、黄柏，以成《外台秘要》之黄连解毒汤之治，增其泻火解毒之功。萹蓄、瞿麦功于清利下焦湿热；生地黄清热凉血、滋阴生津，此乃王冰"壮水之主以制阳光"之谓；莲须，系莲花之花蕊，故又称莲蕊，味甘涩、性平，入心、肾经，功于清心固肾、涩精止血，协栀子可清心宁神，协生地黄可凉血止血；车前子味甘淡而气寒，淡能渗利，寒能清热，性专降泄，故能导下焦湿热之邪从小便而出。永昌公以栀子柏皮汤合黄连解毒汤加味，方名"加味栀子柏皮汤"，患者仅用药 1 剂而愈，亦即"用古方要善师其意，加减要切合病情"之范例也。

新方萆薢分清饮治尿浊
——业师牟永昌经验介绍

医案：曲某，男，49岁。

初诊（1961年12月3日）：患者小便浑浊、白如泔浆、上有浮油，尿意不畅，无尿痛，口干微渴，神疲肢倦，头晕耳鸣，少寐多梦，已有经年，舌苔黄腻，脉沉细微数。

处方：萆薢10克，车前子（包煎）10克，茯苓10克，泽泻10克，山药10克，桑螵蛸10克，何首乌10克，生地黄10克，黄柏10克，玉竹10克，甘草10克。水煎服。

复诊（1961年12月6日）：服药3剂，小便通畅，口已不渴。嘱原方去玉竹、生地黄，加山萸肉10克、白术10克，继服。

三诊（1961年12月10日）：继服药3剂，小便清、眩晕止、肢体有力，舌苔薄白，脉和缓有力。

按语：宋代严用和的《济生方》云："思虑过度，不特伤心，亦能伤脾，脾生虚热，而肾不足，故土邪干水，亦令人便下混浊。"思虑过度，心脾两虚，故有多梦少寐之候；久思耗神伤精，故见神疲肢倦、头晕耳鸣之症；尤为甚者，"脾生虚热，而肾不足"，而见小便混浊、白如泔浆、上有浮油；而口微渴、苔黄腻、脉微数，亦由湿热内蕴所致。故该患者属脾肾亏虚、湿热内蕴之证。关于其治疗之法，明代皇甫中的《明医指掌》云："白浊以降火为主，而补次之；赤浊以补为主，而降火次之。寡欲之人，以湿热治。"该患者属"白浊"范畴，故治疗当以清利湿热、益肾健脾、升清泌浊为法。因有别《医学心悟》及《丹溪心法》之萆薢分清饮，故永昌公拟"新方萆薢分清饮"，实乃公师其法，取二方之要化裁而成，以"新方"二字冠名。方中萆薢，以其苦平气薄之性，而具分清泌浊之功，故为治下焦湿浊而致白浊、膏淋、带下之常用药，故冠方名，并任为主药。车前子味甘淡气寒，性专降泄，故能使湿热之邪下行，从小便而解。茯苓甘淡而平，甘能补益心脾，以促后天气血生化之源，淡能利水渗湿，有泌清化浊之功，而且其性和平，补而不峻，利而不猛，既能扶正，又能祛邪，大凡脾虚湿盛之证，为必不可缺之药。泽泻甘寒，入肾、膀胱经，功于泄肾经之火、泻膀胱之湿，为湿热蕴于下焦病候之用药。《本草求真》谓山药色白入肺，味甘入脾，气虽温而却平，为补之阴之药，故山药以其甘平之性，既能补气，又能养阴，补而不滞，养阴不腻，为培补中气最为和平之品，又益肺肾、理虚劳，而兼以固肾涩精。桑螵蛸甘咸偏温，入肝、肾经，为补肾助阳固下之药。何首乌苦涩微温，补肝肾，益精血，兼有收敛精气之功，而且药性温和，尚有化阳之力，不寒不燥，又无腻滞之弊，故为滋补良药。湿热郁久，有耗液伤津之弊，故有生地黄、玉竹之用。生地黄味甘苦性寒，入心、肝、肾经，可清热凉血、滋阴生津；玉竹甘微寒，入肺、胃经，可养阴润燥、生津止渴，并协生地黄而解口唇干渴之候。黄柏苦寒沉降，长于泻肾家之火、清下焦湿热，李东垣、朱丹溪、李时珍皆以黄柏为滋肾降火要药，盖以苦味药有坚肾、坚阴之效也。故永昌公凡湿热蕴结之证必用之，使热邪从小便而解。甘草和中，为清解湿热之佐使。诸药合用，益脾肾、清湿热、泌清浊、滋阴生津诸法备焉，故收敛于预期。另外，滋阴生津药多甘寒阴柔，对脾虚有湿证不利，故一俟口唇干渴之候得解，即去之，以黄柏味苦坚肾、坚阴之功而顾护阴液，并加养肝肾、秘精津之山萸肉，以及脾脏补气第一要药之白术，以成先后天并补之力，而收卓效。

《素问·至真要大论》云："谨守病机，各司其属，有者求之，无者求之，盛者责之，虚者责之，必先五脏，疏其气血，令其条达，而臻和平。"因此，掌握疾病变化机制、分析证候、辨别病位及性质，为治病之常规也。"有者求之，无者求之，盛者责之，虚者责之"，即运巧制宜也。本医案之治，足见永昌公临证能圆机活法、通常达变，妙法在心，故期在必胜。

桑蛸骨脂汤的临床应用

——业师牟永昌经验介绍

一、小便失禁

医案一： 慕某，男，15岁。

初诊（1958年12月30日）：患者小便失禁1年余，夜尿尤甚，每夜起5~6次。刻下症见面色不荣，四肢困倦，头晕目眩，腰膝酸软，舌淡苔薄，脉弱。

处方：桑螵蛸10克，补骨脂10克，肉苁蓉6克，升麻6克，胡芦巴10克，茯苓6克，制附子15克，黄芪10克，炙甘草10克。水煎服。

复诊（1959年1月6日）：服药1剂，病去百分之八十，续服4剂病愈。

按语： 《素问·灵兰秘典论》云："膀胱者，州都之官，津液藏焉，气化则能出矣。"若膀胱气化失司，津液失藏，必致小便失禁，或称遗尿。对此《黄帝内经》尚有如下论述。《素问·脉要精微论》云："水泉不止者，是膀胱不藏也。""水泉不止"，即小便不禁，或小便失禁。其乃肾气亏虚，膀胱气化失司，不能贮藏津液使然。《素问·宣明五气》谓膀胱"不约为遗尿"。"不约"，即不能约束节制。其意谓膀胱之气不化，失约必致遗尿。关于其治疗，《灵枢·本输》谓三焦者"虚则遗尿，遗尿则补之"。盖因三焦者，决渎之官，水道出焉，肾合三焦、膀胱，三焦虚，乃因肾虚，亦膀胱气化失司之由也。故治遗尿当以补肾为要。永昌公宗《圣济总录》之桑螵蛸汤（桑螵蛸、白术、黄芪、茯苓、人参、甘草）意化裁，立"桑蛸骨脂汤"。方中主以桑螵蛸补肾助阳固泉；补骨脂辛苦涩温，入肾、脾经，具补肾健脾、助阳缩泉之功。二药相伍，任为主药，使肾得所养，脾阳得助，三焦气化有司，膀胱津液自固，则遗尿之疾可愈。附子辛热，具峻补下焦元阳之功；胡芦巴苦大温，入肾经，温而不燥，守而不走，能温补肾阳；肉苁蓉甘而微温，咸而质润，具补阳而不燥、滋润而不腻的特点，乃阴中求阳、阳中求阴之药。三药相须为用，增其补肾固泉之功，故为辅药。茯苓淡渗，乃淡味渗泄为阳之意，使气化有司；黄芪甘温，具生发之性，而补气升阳；升麻甘辛，体质空松，具轻清升透之性；黄芪、升麻相须为用，具升阳举陷之功，使肾气充、中州健、三焦实、气化有序、津液得固，三药共为佐药。使以甘草，调和药性。诸药合用，则肾气充，膀胱气化有司，津液得藏，故有"服药 1 剂，病去百分之八十，续服 4 剂，病愈"之效。永昌公谓此证尝可随症加减，若肾阳虚衰者，可加肉桂、熟地黄、覆盆子等益元温肾之品，公名之曰"益元缩泉汤"。

医案二：李某，女，49 岁。

初诊（1959 年 1 月 20 日）：患者小便失禁 1 年余，每日小便 20 余次，小便失禁，常尿裤子，面色萎黄，形寒肢冷，形体消瘦，四肢乏力，头晕目眩，伴肌肉挛痛、腰膝酸软、腰背沉重、胸闷短气、纳呆，3 年前闭经，舌淡苔薄，脉沉弱。

方药：桑蛸骨脂汤加味。

处方：桑螵蛸 15 克，补骨脂 10 克，茯苓 10 克，肉苁蓉 10 克，胡芦巴 10 克，制附子 6 克，升麻 10 克，黄芪 12 克，炒白术 10 克，炒白芍 10 克，人参 10 克，炙甘草 10 克。水煎服。

复诊（1959 年 1 月 22 日）：服药 1 剂，诸症减轻，小便几近正常。守方续服。

三诊（1959 年 1 月 28 日）：续服 3 剂，病臻痊愈。以补中益气丸、金匮肾气丸续服，以巩固疗效。

按语：此医案较医案一小便失禁之证重，提示此乃肾阳虚衰之证，故永昌公仍予桑蛸骨脂汤（桑螵蛸、补骨脂、胡芦巴、附子、肉苁蓉、茯苓、黄芪、升麻）治疗。因该患者形体消瘦、四肢乏力，故药加白术伍黄芪，以补脾益气。《本草求真》谓"白术味苦而甘，既能燥湿实脾，复能缓脾生津，且其性最温，服则能健食消谷，为脾脏补气第一要药也"，此其用之一要也；

《本草便读》谓"白术虽燥，中有膏汁，虽日晒后即复还软，刚中有柔，故脾阴不足者，亦可蜜炙用之。白术补脾燥湿，当与陈皮、茯苓同用，否则恐有滞性，以其含有津液，是以闭气，故又宜土炒用之"，土炒白术与茯苓同用，此其用二要也。因脾主肌肉、肝主筋脉，肢体消瘦、四肢乏力乃脾失健运所致，故有黄芪、白术之用，若需再增其补脾益气之功，尚有人参之用。而腰膝酸软、肌肉挛痛乃肝失濡筋之功也，故永昌公有炒白芍之用。盖因白芍苦酸微寒，入肝、脾二经，而有补血敛阴、柔肝止痛之功，此即白芍"为治疗诸痛之良药"之由也。牟氏桑蛸骨脂汤加味，以其益肾健脑、补气升阳、养血柔肝之功，服药 4 剂而病愈。

　　清代周岩的《本草思辨录》云："夫辨本草者医学之始基，实致知之止境。"此医案之治，可见永昌公熟谙本草之"始基"，临证达"致知之止境"也。清代赵晴初的《存存斋医话稿》云："论药则得一药之功能，论方则观众药之辅相，凡药皆然。"此医案之用方、用药，可见永昌公临床辨证之精确、处方用药之精当，故谓公乃临证达"致知之止境"之医也。

医案三：林某，女，18 岁。

　　初诊（1963 年 5 月 7 日）：患者小便失禁，常尿裤子，有时阴户痛，形体消瘦，四肢乏力，语言低微，脉沉迟而弱。

　　处方：桑螵蛸 10 克，补骨脂 10 克，覆盆子 10 克，巴戟天 10 克，山萸肉 10 克，枸杞子 10 克，肉苁蓉 6 克，何首乌 10 克，生地黄 10 克，白术 10 克，升麻 10 克，茯苓 10 克，黄芪 15 克，红参 6 克，炙甘草 6 克。水煎服。

　　复诊（1963 年 5 月 12 日）：服药 1 剂，病情大减。续服 2 剂，病臻痊愈。嘱服金匮肾气丸，作温补肾阳固效之治。

　　按语：本医案较医案一、二病情轻，均以牟氏桑蛸骨脂汤治之。然医案二中患者形寒肢冷、每日小便 20 余次、腰背沉重，证属肾阳势微、中气下陷之证，故有桑蛸骨脂汤之治。本医案属肾气不足，中气不固，而致小便失禁，故其治不用峻补元阳之附子。桑蛸骨脂汤，实由《圣济总录》之桑螵蛸汤（桑螵蛸、黄芪、四君子汤）加补骨脂、覆盆子、巴戟天、山萸肉、枸杞子、何首乌等养肝肾诸药组成，故该患者仅服 3 剂，病即告愈。而愈后金匮肾气丸之用，功在益阴药中寓补火助阳之味，此即王冰"益火之源，以消阴翳"之意。在治疗小便失禁时，必主以益元之法，此即张景岳"善补阳者，必于阴中求阳，则阳得阴助而生化无穷；善补阴者，必于阳中求阴，则阴得阳升而泉源不竭"之谓也。

医案四：姜某，女，26岁。

初诊（1960年7月1日）：患者素体虚弱，自去年底生二胎后，经常尿裤子，遂致小便失禁，已有六七个月。神疲形寒，头晕腰沉，双膝酸软，小便滴沥不断，舌质淡，脉沉细、尺脉弱。

处方：桑螵蛸15克，茯苓10克，肉苁蓉10克，补骨脂10克，胡芦巴10克，杭白芍10克，升麻10克，益智仁10克，覆盆子10克，黄芪12克，制附子10克，肉桂6克，炙甘草10克。水煎服。

复诊：服药1剂，诸症减轻，病去大半。予原方加当归10克、白术10克、人参10克，续服2剂，病告痊愈。常服补中益气丸、金匮肾气丸以巩固疗效。

按语：该患者时值生活困难时期，营养不足，复因胎产孕育，精血虚衰，肾元亏损，下元不固，中气下陷，气化失司，遂致遗尿，故永昌公仍用桑螵蛸骨脂汤调治。此医案较上述3个医案肾气虚更重，因孕育劳肾，产后体弱，故加肉桂佐附子，增其补火助阳之功；益智仁辛温气香，具温脾益肾、缩尿固精之功，而为治遗尿、尿频之要药；覆盆子甘酸微温质润，入肝、肾二经，有涩精缩尿之效。诸药合用，仅用药1剂，病去大半。原方加当归、白术、人参，乃补中益气汤之施，于是肾元得益、中气得补，而病臻痊愈。

二、尿崩

医案：衣某，男，52岁。

初诊（1959年3月10日）：患者自去年秋天起小便多、夜尿频，入冬病情加剧，夜间口渴，须饮水3壶，而且饮一尿一，夜尿10余次，苦不堪言。刻下症见形体消瘦，面色黧黑，尿频尿多、色清，尿常规无异常，舌淡，脉细弱。

处方：桑螵蛸15克，制附子10克，肉桂6克，茯苓10克，补骨脂10克，覆盆子10克，胡芦巴10克，升麻10克，枸杞子10克，肉苁蓉6克，炙甘草6克。水煎服。

复诊（1959年3月12日）：服药2剂，脉和缓，夜间小便三四次。仍守方续服。

　　三诊（1959 年 3 月 24 日）：续服 8 剂，脉和缓有力，饮水及小便正常。

　　按语：该患者多饮、多尿，历代医家多以消渴论治。消渴之名，首见于《黄帝内经》。《灵枢·五变》云："五脏皆柔弱者，善病消瘅。"马莳注云："消瘅者，多饥渴而肉瘦，瘅则内热也。"张志聪注云："盖五脏主藏精者也，五脏皆柔弱，则津液竭而病善消瘅。夫形体者，五脏之外合也。薄皮肤而肌肉弱，则五脏皆柔弱矣。"然该患者尿虽频，但尿色清、尿常规无异常，又非西医学之糖尿病，故以尿崩论治。关于其证候及治疗，《金匮要略》有"男子消渴，小便反多，以饮一斗，小便一斗，肾气丸主之"的记载。肾乃水火之宅，内寓真阴真阳。若真阳亏虚，肾阳衰微，气化失司，既不能蒸腾津液以上润，故口渴引饮，又不能化气摄水，故饮一斗，小便亦一斗。金匮肾气丸，可益元温阳，以复其气化之功，故消渴得解。师其意，永昌公用桑蛸骨脂汤治之。

　　方中主药桑螵蛸，以其禀秋金之阴气，得桑木之津液，味咸甘，性平无毒，入足少阴肾、足太阳膀胱经，补肾助阳、固泉缩尿。明代赵献可在《医贯·消渴论》中有"加附子、肉桂者何"之问，继而有"盖因命门火衰，不能蒸腐水谷，水谷之气不能熏蒸上润乎肺，如釜底无薪，锅盖干燥，故渴。至于肺无所禀，不能四布水精，并行五经，其所饮之水，未经火化，直入膀胱，正谓饮一升溺一升，饮一斗溺一斗""用附子、肉桂之辛热，壮其少火，灶底加薪，枯笼蒸溽，槁禾得雨，生意维新"之答，故二药共为辅药。茯苓甘淡性平，甘则能补，淡则能渗，故具补脾益心之功，而达生化之力。补骨脂辛苦温燥，既可补肾壮阳，又可温脾固脱，为治脾肾阳虚及下元不固之要药。覆盆子味属甘温，《本草便读》谓其"入肾兼酸苦之功，治专固摄益下，有封藏之力"，为尿崩证必用之药。胡芦巴，《本草便读》谓其"补肾壮元阳，辛苦温通有效"。永昌公舍六味地黄丸中补三阴之药，代之以枸杞子、肉苁蓉，二药补阳而不燥、滋阴而不腻，乃阳中求阴、阴中求阳之药，既可增液布津，又可防肉桂、附子益火太过之弊。升麻以其轻清升发之功，入阳明以升津。甘草通行十二经，炙用益气补虚，以其甘缓之性，而调和药性。诸药合用，则肾元得补、三焦气化有序，用药仅 10 剂，而尿崩之证得解。明代万全的《万氏家传保命歌括》云："治病者，法也；主治者，意也。择法而不精，徒法也；语意而不祥，徒意也。"此案之治，永昌公宗金匮肾气丸意，主以补肾益元、助司气化之法，变通用药，而收固精津、缩小便之功。余解读此医案至此，方悟侍诊时之师训："理通则治自通，然通须用心读书明理"。

而今研读师之验案，更从无字处读，方可悟出永昌公临证通常达变之奥蕴。此即"术之精微者可以言语授，而非言语所能尽；可以广而数推，而非广数所能穷"之谓也。

益气右归方治尿频一则

医案：黄某，女，63 岁。

初诊（2012 年 3 月 5 日）：患者多年前出现小便频，未曾诊治。两年前自觉症状加重，双眼睑浮肿，无尿痛，腰部疼痛，双下肢无疼痛。平素偶有鼻塞、流涕，无头痛。刻下症见时有心烦，记忆力减退，颈项、肩部坚硬不适，头晕，无恶心、呕吐，入睡困难，多梦，时心悸，舌质红，苔白，脉沉细。

辨证：肾元亏虚，气化失司。

治法：益元健脾，温阳化气。

方药：益气右归方。

处方：熟地黄 15 克，山萸肉 15 克，炒山药 15 克，鹿茸（研冲）3 克，炒泽泻 15 克，茯苓 15 克，炒白术 15 克，肉桂 6 克，枸杞子 15 克，制附子（先煎）10 克，黄芪 60 克，桑螵蛸 10 克，炙五味子 15 克，覆盆子 15 克，杜仲 12 克，菟丝子 15 克，升麻 6 克，柴胡 6 克，红参 10 克，陈皮 10 克，当归 15 克，巴戟天 10 克，淫羊藿 15 克，炙甘草 10 克，生姜 10 克，大枣 10 克，核桃 15 克。水煎服。

复诊（2012 年 3 月 12 日）：药后诸症减轻。予上方改黄芪 90 克，水煎服。

三诊（2012 年 3 月 19 日）：小便正常，晨起眼睑轻微浮肿，余症明显减轻。予下方以巩固疗效。

处方：熟地黄 15 克，山萸肉 15 克，炒山药 15 克，炒泽泻 15 克，炒白术 15 克，党参 30 克，肉桂 6 克，制附子（先煎）10 克，黄芪 120 克，炙五味子 15 克，五倍子 10 克，覆盆子 30 克，胡芦巴 12 克，菟丝子 15 克，升麻 10 克，柴胡 6 克，炒枳壳 3 克，当归 15 克，桑螵蛸 15 克，淫羊藿 15 克，益智仁 15 克，生姜 10 克，大枣 10 克，炙甘草 10 克。水煎服。

四诊（2012 年 3 月 26 日）：药后诸症悉除。为固疗效，予以金匮肾气丸续服。

按语： 尿频一证，多因脾肾气虚，膀胱气化不利，则小便频而余沥。治宜补中益气、温阳化气、益肾缩泉。余立益气右归方，由《脾胃论》之补中益气汤合《景岳全书》之右归饮、《类证治裁》之菟丝子丸（菟丝子、炙桑螵蛸、泽泻）组成，其温肾固涩之力倍增。诸药合用，则中气足、肾元充，而病臻痊愈。

气肿治验二则

一、桂枝去桂加茯苓白术汤证医案

医案：于某，女，53 岁。

初诊（1991 年 3 月 19 日）：患者自两年前闭经后，遂发脸面、四肢浮肿，按之皮厚、随按随起，伴眩晕耳鸣、腰膝酸软疼痛、神疲体倦，舌淡胖嫩，苔白腻，脉沉细。

辨证：脾肾气虚，气化失司，水湿内停。

治法：化气通脉，利湿消肿。

方药：桂枝去桂加茯苓白术汤化裁。

处方：赤芍 15 克，生甘草 3 克，茯苓 30 克，白术 15 克，泽泻 10 克，车前子（包煎）10 克，生姜 10 克，大枣 10 克。水煎服。

复诊：服药 5 剂后，浮肿消，眩晕耳鸣息。予上方加当归 12 克、川芎 10 克，乃寓《金匮要略》之当归芍药散意，以养血通脉。续服 5 剂，诸症悉除。

按语：气肿，又称虚肿、浮肿，是指头面、四肢、腰背、胸腹肿胀，按之皮厚、随按随起的一类病证。其多因气郁水阻，或气湿交滞所致。该患者因天癸竭，肾元亏虚，肾失温化，火衰土弱，气化失司，水湿内停，阻滞气机而致。方用《伤寒论》之桂枝去桂加茯苓白术汤，妙在茯苓与芍药同用，一在利水，一在养阴，刚柔相制；白术甘苦性温，《本草求真》谓其"既能燥湿实脾，复能缓脾生津"，故为补脾燥湿之要药；白术伍茯苓，可健脾利水；大枣、生姜具和营卫之效。诸药合用，则脾肾得健、气化有司，而气肿可除。方加泽泻益肾利水，与白术相伍，乃泽泻汤，则患者"苦冒眩"之症得解；

方加当归、川芎，伍原方中之茯苓、白术、泽泻，乃《金匮要略》之当归芍药散之意，则腰膝酸软疼痛可除。

二、猪苓汤证医案

医案：吴某，女，47 岁。

初诊（1989 年 9 月 23 日）：患者面睑浮肿，面圆颈粗，胸背肥厚，腹大皮厚如鼓，四肢浮肿，按之皮厚、随按随起，身重体倦，自汗出，时有心烦不得眠，舌淡，苔白腻，脉弦细。

辨证：脾肺气虚，气阻湿滞。

治法：补益脾肺，渗湿消肿。

方药：猪苓汤合五皮饮加减。

处方：猪苓 15 克，茯苓 15 克，泽泻 15 克，阿胶（烊化）10 克，滑石 15 克，桑白皮 15 克，生姜皮 10 克，陈皮 10 克，茯苓皮 15 克，大腹皮 10 克。水煎服。

复诊：服药 5 剂，浮肿大减。续服 5 剂，诸症若失，肿消体健，舌淡红，苔薄白，脉有力。予猪苓汤原方加薏苡仁 15 克、赤小豆 15 克续服，以善其后。

按语：猪苓汤与黄连阿胶汤，均出自《伤寒论》，可用治心烦不得眠症。黄连阿胶汤为邪热与阴虚并重，不兼水气，故以清热育阴为法；而猪苓汤则以水气为主。该患者年届七七，天癸竭，肝肾不足，水火失济，心肾不交，故见心烦不得眠；因肾元亏虚，肾阳不足，制水无序，故水邪留滞肌肤而见浮肿。方中猪苓、茯苓、泽泻升清降浊，使浮肿得消；滑石清热，阿胶润燥，则水火既济，而心肾交泰、心肾得宁。五皮饮，出自《三因极一病证方论》，为《中藏经》"五皮散"之异名。此医案伍五皮饮，以解皮肌之水邪。

淋证治验

一、柳吉忱医案

（一）石韦散证（石淋）医案

医案：潘某，男，36 岁。

初诊（1974 年 7 月 4 日）：患者昨日晨起小便涩痛、混浊、色黄赤，小腹及左侧腰部绞痛、向阴囊放射。既往有左肾结石病史。尿常规：白蛋白（＋），红细胞（＋），白细胞（＋）。腹部 X 线片示右侧输尿管下端结石，结石大小为 0.6cm×1.0cm。

辨证：湿热蕴结，气化不利。

治法：清热利湿，化石通淋。

方药：《局方》之石韦散加减。

处方：石韦 15 克，木通 10 克，滑石 30 克，车前子（包煎）10 克，瞿麦 12 克，萹蓄 12 克，忍冬藤 15 克，牛膝 10 克，王不留行 15 克，冬葵子 10 克，当归 15 克，金钱草 60 克，三棱 4.5 克，莪术 4.5 克，五灵脂 6 克，黄柏 10 克。水煎服。

复诊：服药 10 剂，诸症悉减。仍宗原意，原方加鸡内金 6 克，水煎服。

三诊：续服 10 剂，病情稳定，腹部 X 线片示结石位于输尿管下段入口处。予石韦散合八正散加减。

处方：木通 10 克，滑石 15 克，车前子（包煎）10 克，川大黄 6 克，王不留行 15 克，牛膝 15 克，金钱草 60 克，当归 15 克，琥珀 10 克，忍冬藤 15

克，黄柏10克，三棱6克，莪术6克，甘草6克。水煎服。

复诊：续服6剂，排出一块枣核大的结石。为防结石复发，嘱每日以石韦10克、萹蓄10克、白茅根10克代茶饮，并每日服食核桃仁4枚。

按语：泌尿系结石，因其有小便短赤、滴沥刺痛、小腹拘急引痛诸症，故属中医"石淋""血淋""热淋"范畴。该患者即属石淋。故家父吉忱公予以《局方》之石韦散治疗。其治主以清热利湿通淋，有石韦、滑石、冬葵子、瞿麦、木通之用；补脾燥湿，药用白术，黄宫绣称其为"脾脏补气第一要药"；当归辛香走窜，有"血中气药"之称，故有补血活血之效；白芍缓急止痛，为疗诸痛之要药；王不留行功于通利，《本草便读》言其有治淋痛之效。为兼治湿热淋兼有气滞血瘀证者，故药加忍冬藤、苍术、三棱、莪术诸药。为增其清热泻火、利尿通淋、行气导滞之功，故三诊时合入《局方》之八正散而收功。

石韦，《神农本草经》云其味苦性平，"主劳热邪气，五癃闭不通，利小便水道"；《日华子本草》谓其"治淋沥遗尿"；《滇南本草》称其"止玉茎痛"；《本草崇原》云"石韦助肺肾之精气，上下相交，水精上濡，则上窍外窍皆通，肺气下化，则水道行而小便利矣"。故吉忱公谓石韦以其利尿通淋之功，为治热淋、血淋、石淋之要药。而以石韦名方曰"石韦散"者甚多，名同而药略有小异者有四。本医案所用之石韦散，出自《局方》，为主虚实夹杂、气滞血瘀证者。《证治汇补》之石韦散，方由石韦、冬葵子、瞿麦、滑石、车前子组成，乃为湿热淋之用方。《普济方》之石韦散，方由石韦、木通、车前子、瞿麦、滑石、榆白皮、冬葵子、赤苓、甘草、葱白组成，较之《证治汇补》方，其清热利湿、通淋化石之功倍增。《证治准绳》之石韦散，方由石韦、赤芍、白茅根、木通、瞿麦、冬葵子、滑石、木香、芒硝组成。该方不同于其他三方之处，即白茅根清热利尿、凉血活血，对血尿有益；芒硝善于消物，王好古云"硝利小便""润燥软坚泄热"，李时珍谓其"走血而调下，荡涤三焦实热"；木香味辛而苦，可下气宽中，黄宫绣称其"为三焦气分要药"。故合入通淋诸药，该方具清热凉血、利尿通淋、理气导滞之功，而适用于石淋兼见小便涩痛、大便干结、下焦痛较剧者。清代杨乘六的《医宗己任编·四明医案》云："夫立方各有其旨，用方必求其当。"而以石韦任主药之石韦散，因其辅药之不同，其立方亦各有其旨，故吉忱公谓临床用方亦必求其当。

（二）八正散证（石淋）医案

医案：高某，男，50 岁。

初诊（1992 年 9 月 28 日）：患者 3 天前两侧肾俞穴处时痛，小腹痛放射至会阴部，排尿困难，茎中痛，尿流时有中断，改变体位后又能排尿，舌质暗，苔薄白，脉数。腹部 B 超示膀胱内有 0.3cm×0.4cm 和 0.3cm×0.6cm 大小的结石两块。尿液镜检：红细胞（++）。

辨证：肾气不足，气化失司，湿热内蕴，煎熬尿液而致石淋。

方药：八正散加味。

处方：车前子（包煎）12 克，萹蓄 30 克，瞿麦 15 克，滑石 15 克，木通 10 克，灯芯草 3 克，茯苓 12 克，泽泻 12 克，金钱草 20 克，鸡内金 10 克，当归 12 克，生地黄 15 克，赤芍 10 克，煨大黄 6 克，栀子 10 克，酒延胡索 10 克，川楝子 10 克，甘草 10 克。5 剂，水煎服。嘱用痰盂接小便，观察尿液情况。

复诊（1992 年 10 月 3 日）：服药 1 日，尿液清。当日下午，腹部及阴茎中剧痛，小便不通，如厕用力小便遂通，尿出麦粒大小砂石两块，其后遂腰腹、小便无不适。为促进其肾与膀胱的气化功能，以防再患石淋，嘱服金匮肾气丸，并予每日石韦 10 克、白茅根 10 克代茶饮。

按语：石淋的发生，《诸病源候论》云："诸淋者，由肾虚而膀胱热故也。膀胱与肾为表里，俱主水，水入小肠，下于胞，行于阴，为溲便也。脏腑不调，为邪所乘，肾虚则小便数，膀胱热则小便涩，其状小便疼痛、涩数、淋沥不宣，故谓之淋。"又云："肾主水，水结则化为石，故肾客砂石，肾虚为热所乘，热则成淋，其病之状，小便则茎里痛，尿不能卒出，痛引少腹，膀胱里急，砂石从便出，甚则令塞痛闷绝。"其论可谓详尽。"膀胱热"而成热淋，故吉忱公予以《局方》之八正散，方中木通、车前子、灯芯草，可降火利水；伍以萹蓄、瞿麦清热通淋；滑石、甘草，有"六一散"之名，可通窍散热结；栀子清三焦湿热，引火下行；佐大黄泄热降火。诸药合用，以奏清热泻火、利尿通淋之效，为石淋常用之方。加鸡内金、金钱草，为化湿通淋溶石必用之品；生地黄，乃益肾之用；当归、赤芍，乃活血通脉止痛之品；师《卫生宝鉴》"茎中痛，或加苦楝，酒煮玄胡为主，尤好尤效"之验，故加川楝子、酒延胡索乃《素问病机气宜保命集》之金铃子散，具理气导滞通络之用。今观吉忱公之处方，清热、通淋、化石、散结、活血、通络，诸法备焉，故收卓效。

"诸淋者，肾虚而膀胱热故也"，故结石排出后，公予金匮肾气丸以益肾元、司气化；石韦、白茅根代茶饮以清膀胱热，则无"水结则化为石"。

（三）柳氏疏石饮证（石淋）医案

医案：杨某，男，37 岁。

初诊（1968 年 5 月 24 日）：患者 1 周前突感腰部及右上腹部剧痛，伴恶心呕吐，急去医院就诊，予以阿托品肌内注射治疗，疼痛缓解。腹部 X 线片示右肾下极处有一密度增高影（大小为 1.3cm×0.6cm），诊为"右肾结石"。昨日出院，今由家人陪同就诊。刻下症见腰膝酸软，神疲乏力，仍见腰痛、小腹痛、血尿，舌暗红苔薄白，脉沉。尿常规：红细胞（+++），白细胞（+）。

辨证：肾元亏虚，三焦气化失司，肾络瘀阻，湿热蕴结，水结成石。

治法：益肾元，司气化，养血通脉，化石通淋。

方药：疏石饮。

处方：猪苓 15 克，茯苓 15 克，泽泻 15 克，冬葵子 12 克，川牛膝 10 克，车前子（包煎）10 克，萹蓄 15 克，金钱草 30 克，当归 15 克，牡丹皮 15 克，赤芍 10 克，甘草 10 克。水煎服。另予琥珀 10 克、海金沙 10 克、没药 10 克、炒蒲黄 10 克、滑石 30 克、硝石 15 克、郁金 30 克、鸡内金 30 克、明矾 30 克、广三七 12 克、甘草 12 克，共为细末，每次 3 克，汤剂送服，1 日 3 次。

复诊（1968 年 5 月 30 日）：经治疗 5 日，腰及小腹部疼痛已解，尿常规正常。效不更方，原方继服，并嘱用痰盂接尿，以观尿液情况。

三诊（1968 年 6 月 12 日）：续服中药，近日见尿液浑浊，3 日前突然小腹痛、放射至会阴部，并有尿意，遂用力小便，尿出大米粒样结石两块。复查腹部 X 线片示结石已无。嘱自采萹蓄草代茶饮，佐服金匮肾气丸。

按语：吉忱公立方剂名"疏石饮"，实由《伤寒论》之猪苓汤合《金匮要略》之当归芍药散、《证治准绳》之琥珀散化裁而成。肾与三焦气化失司，故疏石饮方以猪苓、茯苓、泽泻司气化，渗利小便；萹蓄、车前子、冬葵子清热通淋；当归、赤芍、牡丹皮、牛膝养血通脉，理气导滞，缓急止痛；金钱草清热利尿，化石通淋；佐以甘草调和药性。《证治准绳》之琥珀散由琥珀、海金沙、没药、炒蒲黄组成。琥珀乃松之余气所结，以其入血分、清热利窍之功，对尿路结石、尿血者有良效；海金沙以甘寒之性而清热利尿，为治疗淋证尿道疼痛之良药；鸡内金"独受三阴俱足之气"，而有化石通淋之功；诸硝，《神农本草经》谓其"能化七十二种石"，李时珍谓其具利大小便、破五淋之效；白矾有涤热燥湿之功，与硝相伍，乃《金匮要略》之硝石矾石散，具清胆、膀胱之热之功；郁金、没药、蒲黄，乃理气止痛之用。故三方之法、诸药之用，以其促气化、化瘀通脉、清热利尿，通结化石之功，而收卓效。

（四）当归三金汤证（石淋）医案

医案：李某，女，32岁。

初诊（1973年5月17日）：患者两日前突发腰部及右上腹部剧烈绞痛，继则向下腹部和会阴部放射，痛时辗转不宁、大汗淋漓、恶心呕吐，当地卫生室予镇痛药治疗缓解。今又复痛如初，腰痛、小腹痛，伴有血尿，舌苔黄，脉弦数，故急来诊治。疑诊为"泌尿系结石"。尿常规：红细胞（+++），白细胞（+）。腹部X线片示右腹部平第3腰椎3cm处有0.7cm×0.4cm大小的结石阴影。诊为"右肾结石"。

辨证：肾虚气化失司，湿热蕴结而成石淋。

治法：清热坚肾，化石通淋。

方药：《金匮要略》当归芍药散意合三金散化裁。

处方：当归15克，赤芍10克，茯苓12克，金钱草90克，鸡内金10克，海金沙30克，炮穿山甲10克，王不留行12克，萹蓄30克，牡丹皮10克，滑石20克，车前子（包煎）12克，枸杞子15克，生甘草10克。水煎服。

复诊（1973年5月20日）：服药10剂，疼痛缓解。予以上方加川芎10克、泽泻15克、炒白术15克、瞿麦15克、石韦10克、木通10克，续服。

三诊（1973年6月7日）：续服药3剂，小腹剧痛，尿出一块枣核大的结石。嘱每日予金钱草20克、石韦10克、瞿麦10克代茶饮，以善其后。

按语：《诸病源候论》云："诸淋者，肾虚而膀胱热故也。"又云："肾主水，水结则化为石。故肾客砂石，肾虚为热所乘，热则成淋。"由此可见，肾结石的病机，在于肾与膀胱的气化功能失常。气化失司，必致经脉凝滞。本医案之治，公予以《金匮要略》之当归芍药散，吉忱公认为该方含《局方》之四物汤，以当归、芍药、川芎活血通脉之谓；寓《伤寒论》之五苓散，取茯苓、白术、泽泻温阳化气、利水渗湿之用；辅以《伤寒直格》之六一散

（滑石、甘草），以冀下焦湿热得清。方合金钱草清热利湿，利尿排石；海金沙利尿通淋；鸡内金磨积化石。三金同用，名"三金散"，为化石通淋之专剂。二方合用，吉忱公名"当归三金汤"。

公尝嘱于医者曰："贵临机之通变，勿执一之成模。"成模者，规矩也。无规矩不成方圆也。而通变者，运巧也。当归芍药散，乃张仲景在《金匮要略》中为"妇人怀娠，腹中疠痛"而设。公用治尿路结石，实临证之变通运巧也。清代冯兆张有云："虽然方不可泥，亦不可遗。以古方为规矩，合今病而变通。"此医案虽为公治石淋之验，实医贵权变之案例也。

（五）八正散证（热淋）医案

医案：曾某，女，35 岁。

初诊（1973 年 8 月 10 日）：患者 6 天前即开始腰痛，逐日加重，怕冷怕热，口渴多饮，小便黄赤频数，尿时涩痛，服西药效不佳。今日以急性肾盂肾炎转中医就诊。刻下症见体温 40℃，舌苔黄薄而腻，脉滑数，肾区叩击痛明显。尿常规：黄色浑浊，尿蛋白（+），白细胞（+++）。尿培养 3 次，均有大肠埃希菌生长。

辨证：膀胱气化失司，下焦蕴热。

治法：清热利湿通淋。

方药：八正散化裁。

处方：萹蓄 10 克，瞿麦 10 克，黄柏 20 克，栀子 10 克，黄芩 15 克，忍冬藤 15 克，牡丹皮 10 克，生地黄 30 克，萆薢 12 克，木通 10 克，车前子（包煎）20 克，滑石 12 克，甘草 3 克，水煎服。

复诊（1973 年 8 月 16 日）：用药 1 周，腰痛、尿频、尿痛诸症悉除，病臻痊愈。予以萹蓄 10 克、瞿麦 10 克、石韦 10 克、白茅根 10 克、甘草 3 克代茶饮，每日 1 剂，以固疗效。

按语：隋代巢元方的《诸病源候论》云："热淋者，三焦有热，气搏于肾，流入于胞而成淋也。"金代刘完素的《素问玄机原病式》云："淋，小便涩痛也。热客膀胱，郁结不能渗泄故也。"元代朱震亨的《丹溪心法》云："淋者，小便淋沥，欲去不去，不去又来，皆属于热也。"由此可知，由于膀胱气化失司，湿热蕴结下焦而成热淋，故见高热、小便频数涩痛、尿色黄赤、脉滑数诸症。故吉忱公予清热利湿通淋之法，师《丹溪心法》之八正散化裁。

明代龚延贤的《万病回春》云："八正散，治心经蕴热，脏腑闭结，小便赤涩，癃闭不通及热淋、血淋。"本医案中以瞿麦利水通淋、清热凉血，木通利水降火，共为主药；辅以萹蓄、车前子、滑石、萆薢，清热利湿，通淋利窍，而愈热淋涩痛；佐以栀子、黄芩、忍冬藤清热泻火；牡丹皮、生地黄清热凉血滋阴；使以生甘草解毒和中，并能缓急止小便之涩痛。诸药合用，故收效于预期。

（六）当归芍药散证（血淋）医案

医案：李某，男，31 岁。

初诊（1976 年 3 月 23 日）：患者尿血 2 年多，逐渐加重，曾在门诊西药治疗不愈。腹部 X 线片未见结石。尿常规：红细胞（++），白细胞（+）。刻下症见面目浮肿，面色暗而不华，腰痛，尿有血块、内夹有血色稠状黏液，尿时小腹部憋闷 2 年，屡治不愈，纳呆，全身乏力，舌淡尖赤，苔薄白，脉沉弱而短。

辨证：脾气虚弱，肝脾失调，湿热下注，热盛伤络，迫血妄行而致血淋。

治法：健脾益气，养血柔肝，凉血通络。

方药：当归芍药散加味。

处方：当归 15 克，黄芪 30 克，赤芍 12 克，茯苓 30 克，猪苓 12 克，泽泻 12 克，牡丹皮 12 克，生地黄 10 克，忍冬藤 30 克，仙鹤草 30 克，旱莲草 15 克，侧柏叶 12 克，莲须 12 克，高良姜 12 克，萹蓄 12 克，炒白术 10 克，甘草 10 克，三七粉（冲服）3 克。5 剂，水煎服。

复诊：用药 5 剂，血尿止、小便畅通。续服 10 剂病愈。

按语：《太平圣惠方》云："夫尿血者，是膀胱有客热，血渗于脬故也，血得热而妄行，故因热流散，渗于脬故也。"该患者尿时小腹部憋闷、脉沉弱而短，乃脾虚中气不足故也；小腹乃肝脉循行之部，故小腹不适乃肝失疏泄之故。用大剂黄芪，乃健脾益气举陷之用。主以《金匮要略》之当归芍药散易汤，以养血柔肝，健脾利湿。方中芍药敛肝和营，缓急止痛，又以当归调肝和血，更佐以茯苓、泽泻、白术健脾渗湿以通淋。清代曾鼎的《医宗备要》云："血蓄于内，凝滞不散，故名瘀血。"清代王清任的《医林改错》云："血受寒则凝结成块，血受热则煎熬成块。"该患者尿中之血块，即"受热则煎熬成块"也，故药用生地黄、侧柏，乃四生丸意，生用凉血之力倍增之谓；加用旱莲草、仙鹤草，功于凉血止血；牡丹皮清血中伏火；忍冬藤清下焦之蕴热，则膀胱之客热可清；莲须可健脾渗湿；三七，以其具止血、化瘀、消肿、止痛之殊功，使瘀血得去、新血得安，故前人有"一味三七，可代《金匮要略》之下瘀血汤，而较用下瘀血汤，尤稳妥也"之说；药用姜黄，以其入肝脾而理气止痛。于是，理、法、方、药郎然，用药 15 剂而病愈。

（七）导赤八正散证（热淋）医案

医案： 吴某，女，32 岁。

初诊（1975 年 3 月 19 日）：患者起病 3 天，小便频数而尿急，每小时 10 余次，尿量少、色赤，小腹坠胀，口渴黏腻，胸闷食少，带下赤白，舌尖红苔薄白，脉细而弦。

辨证：湿热蕴结下焦，膀胱气化失司。

治法：清利湿热，化气通淋。

方药：导赤八正散。

处方：鲜生地黄 10 克，甘草梢 6 克，淡竹叶 15 克，木通 3 克，知母 10 克，黄柏 10 克，川牛膝 10 克，车前子（包煎）12 克，茯苓皮 12 克，薏苡仁 15 克，萹蓄 30 克。水煎服。

复诊（1975 年 3 月 25 日）：服药 5 剂，尿急、尿频、血尿诸症悉除，病臻痊愈。为防其病复发，予以萹蓄、淡竹叶各 10 克，每日代茶饮。

按语： 该患者湿热蕴结下焦，膀胱气化失司，而见诸候。西医诊为"泌尿系感染"，而其证属中医"热淋"范畴。故公予《小儿药证直诀》之导赤散，以清热利尿为治。方以生地黄甘苦大寒，入手足少阴心肾经、足太阴脾经、足厥阴肝经、手太阳小肠经，功专清热泻火、凉血消瘀，为主药；木通、淡竹叶清热利尿，导热下行，而通利小便；甘草梢清热泻火，调和药性，使诸药之和合，以达清热通淋之效，而除热邪下移小肠之弊。辅以萹蓄、车前子诸药，又具《局方》八正散清热泻火、利尿通淋之用。故药具二方之效，吉忱公名曰"导赤八正散"，用之则气化有司、湿热得除，从而热淋得解。该患者用药仅 5 剂而愈病，侍诊诸弟子皆称奇效。公谓："此案病候显见，故理法朗然。昔《潜斋医学丛书·杨序》有云：'因病而生法，因法而成方，理势自然，本非神妙，唯用之而当，斯神妙也。'故人不穷理，不可以学医，医不穷理，不可以用药。尔等当晓然于心。"

（八）益气养血通淋汤证（气淋）医案

医案：宫某，男，23 岁。

初诊（1973 年 9 月 10 日）：患者尿血 5 天，继之小腹坠胀烦满，小便量少、色呈粉红，伴有腹痛，精神萎靡，面色萎黄兼灰暗，自觉烦热，纳呆，头晕目眩，舌质淡，苔薄白，脉濡弱无力。体温 37.2℃，血压正常。血常规：中性粒细胞百分比 49%，淋巴细胞百分比 51%，白细胞计数 5.1×10⁹/L。尿常规：白蛋白少许，红细胞（+++），白细胞（±）。腹部 X 线片未见泌尿系结石。

辨证：脾虚湿重，热郁膀胱。

治法：健脾利湿，清热凉血。

方药：益气养血通淋汤。

处方：黄芪 15 克，人参 10 克，白术 10 克，当归 12 克，阿胶（烊化冲服）10 克，茯苓 10 克，牡丹皮 10 克，熟地黄 20 克，生地黄 20 克，仙鹤草 20 克，侧柏叶 12 克，车前子（包煎）10 克，木通 3 克，白茅根 30 克，赤芍 10 克，莲须 12 克，细甘草 3 克。水煎服。

复诊（1973 年 9 月 16 日）：服药 5 剂，血尿已无，他症悉减。故去仙鹤草、侧柏叶，续服。

三诊（1973 年 9 月 30 日）：续服中药 10 剂，腹痛、血尿之症悉除，身体无不适，唯时有小腹坠胀感。予补中益气丸、金匮肾气丸，以固疗效。

按语：《诸病源候论》云："血淋者，是热淋之甚者，则尿血，谓之血淋。"《明医指掌》云："不痛者为溺血；痛者为血淋也。"故该患者属血淋证。清代李用粹云："淋有虚实，不可不辨。"实证，以小便热涩刺痛、尿色深红，或夹有血块，脉滑数，苔黄为主症；虚证以尿色淡红、尿涩痛不显著、舌淡、脉细数为主症。本医案之证当属虚证之血淋。鉴于该患者有小腹坠胀、精神萎靡、面色萎黄兼灰暗、纳呆、头晕目眩、脉濡弱无力诸症，故又属气淋之证。故吉忱公以气淋、血淋之证论治。

黄芪，《神农本草经》谓其味甘，微温，而有补虚之功，《本草求真》谓"芪者，长也，黄芪色黄，补药之长，故名"；人参，《神农本草经》谓其"味甘，微寒，无毒，主补五脏"，《本草求真》云其"功与天地并应为参，此参之义所由起，而参之名所由立也"；白术，《神农本草经》中无苍术、白术之分，自宋代方明分苍术、白术，《本草求真》谓"白术味苦而甘，既能燥湿实脾，复能缓脾生津"，故称其"脾脏补气，第一要药也"。《医经大旨·本草要略》谓人参"与黄芪同用，则助其补表；与白术同用，则助其补中；与熟地黄同用，而佐以白茯苓，则助补下焦而补肾"。此乃相辅相成之伍也。故三药共为主药，以补中益气健脾。佐以渗湿利尿之茯苓、补血活血之当归，乃寓四君子汤、当归补血汤之力，又寓补中益气汤之功，以益气养血之功效而愈病。此医案之血淋乃气血亏虚，膀胱络脉瘀阻而致，故辅以《金匮要略》之当归芍药散、芎归胶艾汤化裁，以补气和血通瘀。因瘀久化热，迫血妄行，故佐以牡丹皮、生地黄、仙鹤草、侧柏叶、白茅根、莲须、木通诸药，以达清热凉血通淋之效。诸方、诸药合用，公谓方名为"益气养血通淋汤"。清代徐灵胎的《伤寒论类方》有云："盖病证既多，断无一方能治之理，必先分证而施方。"故公有诸法、诸方、诸药之用，通补兼施而愈病。公谓："此案之治，其要在于通晓病机之门，熟谙病变所由出也。此即张景岳'夫病机，为入门之门，为跬步之法也'。"

（九）火龙丹证（湿热淋）医案

医案：焦某，男，51岁。

初诊（1964年12月2日）：患者阴茎包皮浮肿3年，奇痒难当，曾注射青霉素、链霉素及砷凡纳明治疗，而浮肿不见消除，其阴茎肿痒时发时止，包皮过长，在包皮下筋膜处有一硬核，触之坚硬、如玉米粒大、无痛感，小便时有浑浊物阻塞尿道口，其色白灰结聚，每当出现此象则包皮即发生浮肿。查梅毒絮状沉淀试验及血清补体结合试验均为阴性。切片检查诊为"慢性淋巴结多纤维硬化"。刻下症见环唇色青晦暗，唇赤紫而黑，肢体健壮，言语微有震颤，龟头及包皮水肿，揭之视有血色腐液堆积成垢，包皮下筋膜处硬核，触之如樱核大，尿道口似有白色积垢阻塞，舌胖质赤、微显黄腻之苔，齿枯不泽，脉沉缓微数。

辨证：肝肾阴虚，湿热蕴结，聚于前阴。

治法：滋阴荣肝，清利湿热。

方药：火龙丹合五味消毒饮、八正散易汤化裁。

处方：生地黄12克，荆芥、防风各10克，白芷10克，土茯苓15克，当归12克，赤芍10克，金银花30克，黄芩10克，黄柏10克，天花粉10克，苍术 12 克，白鲜皮 10 克，牡丹皮 10 克，陈皮 10 克，蒲公英 30 克，滑石 10 克，木通 10 克，甘草 10 克。水煎服。

外用方：苦参 30 克，地肤子 15 克，川椒 10 克，地骨皮 10 克，芒硝 12 克，白矾 15 克，白薇 12 克，水煎熏洗。

复诊（1964 年 12 月 8 日）：阴肿硬核消去大半，尿色清澈、无浑浊积垢，自诉病去大半、情绪大好。予守法续治。

处方：金银花 30 克，蒲公英 30 克，连翘 12 克，黄柏 10 克，当归 15 克，赤芍 10 克，天花粉 10 克，白芷 10 克，薏苡仁 30 克，牛膝 10 克，地骨皮 10 克，土茯苓 15 克，威灵仙 10 克，车前子（包煎）12 克，滑石 10 克，甘草 10 克。水煎服。

外用方：川椒 10 克，地肤子 15 克，白薇 12 克，蛇床子 10 克，苦参 30 克，黄柏 10 克，苍术 10 克，威灵仙 10 克，白矾 15 克，芒硝 12 克，防己 12 克，甘草 10 克。水煎熏洗。

三诊：守前方续服 21 剂，连同外用药，而病臻痊愈。

按语：明代万全的《万氏家传保命歌括》云："法无一定，应病而施，如珠走盘，活泼泼地，谓之良工。"该患者曾疑为梅毒，但血清检查均为阴性，故西医排除梅毒感染。公按湿热蕴结之淋证论治，方用《普济本事方》之火龙丹（生地黄、黄芩、木通）合《局方》之八正散以滋阴泻火、清热通淋；《医宗金鉴》之五味消毒饮合《丹溪心法》之二妙散以清热解毒。此医案因疑诊梅毒感染，虽梅毒血清检查非阳性，然公仍以"下疳""狐惑"之"蚀于下部"论治，药用土茯苓，以其利湿导热、清血解毒之功而入方。故诸方、诸药合用，而收卓效。若按万氏所云，吉忱公"良工"也。

《素问·五常政大论》云："上取下取，内取外取，以求其过。"内服之剂，称为"内取"，而外洗之疾，施于患处，此"下取""外取"之谓也。内服与外治合用，故可取速效之功。

二、牟永昌医案

（一）土苓萆薢汤证（热淋）医案

医案一：牟某，女，27 岁。

初诊（1961 年 6 月 21 日）：患者两周前产后即感小便热涩刺痛，尿色红，心中烦满，舌苔黄，脉沉数。既往有带下史。

处方：土茯苓 15 克，萆薢 10 克，金银花 15 克，连翘 10 克，黄柏 10 克，凤眼草 10 克，栀子 10 克，甘草 18 克。水煎服。

复诊（1961 年 6 月 24 日）：服药 3 剂，小便痛已除，尿色清，心中烦已无，病臻痊愈。每日以石韦 6 克、淡竹叶 6 克煎汤代茶饮。

按语：《诸病源候论》云："诸淋者，由肾虚而膀胱热故也。"该患者因有产育之劳，脾肾不足，气化无力，加之素有带下之候，湿热下注膀胱，而成热淋。迫血妄行，见小便涩痛、尿色红，又成血淋。故澄其源，永昌公治以清利湿热，而无止血药之用。方中主以土茯苓利湿导热、清血解毒，《本草从新》谓其为湿热淋浊、杨梅疮毒之用药；萆薢祛湿化浊，《外科理例》以一味萆薢名汤，用治梅疮溃烂。永昌公以二药引领《医学心悟》之忍冬汤（金银花、甘草）、《伤寒论》之栀子柏皮汤（栀子、黄柏），以及泻肝降火之龙胆草，名之曰"土苓萆薢汤"，为主治热淋之用方。本医案药加连翘、凤眼草，以增其清热解毒、燥湿化浊之功。诸药合用，方简力宏，仅服药 3 剂，而热淋得解。至于石韦、淡竹叶代茶饮，乃续以清热利湿，导下焦湿热之邪从小便而出，乃"治未乱"之用也。

医案二：张某，女，25 岁。

初诊（1961 年 12 月 10 日）：患者小便短数、灼热裂痛，心中懊恼，尿色黄赤，小腹拘急胀痛，舌苔黄，脉弱数。自 10 月 1 日结婚至今，西药治疗无效，而转中医求诊。

辨证：湿热蕴结下焦，膀胱气化失司而致热淋。

治法：清热泻火，利湿通淋。

处方：土茯苓 15 克，萆薢 10 克，金银花 30 克，连翘 10 克，黄柏 10 克，栀子 10 克，凤眼草 10 克。水煎服。

复诊（1961 年 12 月 13 日）：服药 3 剂，诸症悉减，小便仍短数，尿色黄赤，脉数。原方加木通 10 克、滑石 10 克、萹蓄 10 克、瞿麦 10 克、灯心草 2 克、川大黄 6 克、黄芩 10 克、淡豆豉 10 克，水煎服。

三诊（1961 年 12 月 16 日）：续服 3 剂，诸症悉除，病臻痊愈。

按语：此医案与医案一相比，症状及脉象相似，均属"热淋"范畴。该患者小便短数、灼热裂痛、尿色黄赤，乃湿热蕴于下焦，膀胱气化失司所致，故以热淋治之。初诊予以土苓萆薢汤。

（二）栀子柏皮汤合八正散证（血淋）医案

医案：衣某，女，23岁。

初诊（1965年1月18日）：患者结婚1周，又虑怀孕，新婚翌日即感小便热涩刺痛，伴尿血、少腹下坠，心烦意乱，舌苔黄，脉洪数、略见无力。

处方：栀子10克，黄柏10克，黄连1克，黄芩10克，车前子（包煎）10克，生地黄12克，莲须10克，萹蓄10克，瞿麦10克，滑石10克，木通6克，灯心草1.5克，甘草6克。水煎服。

复诊（1965年1月21日）：服药3剂，尿血止、尿痛息、心烦亦除，唯少腹仍有下坠不适之感，舌苔略黄，脉微滑。上方加土茯苓10克，水煎服。

三诊（1965年1月24日）：续服药3剂，病臻痊愈。予瞿麦10克、萹蓄10克、石韦10克煎汤，每日代茶饮。

按语：尿中有血，分为尿血及血淋两证。临证以排尿不痛或痛不明显者，称为尿血；若尿血兼小便滴沥涩痛者，称为血淋。故《丹溪心法》有"尿血，痛者为淋，不痛者为尿血"之论。该患者属"血淋"范畴。

《素问·气厥论》云："胞移热于膀胱，则癃溺血。"《丹溪手镜》云："溺血，热也，又因房劳过度，忧思气结，心肾不交。"朱震亨之言，表述了房劳过度、忧思心结、心肾不交，可致热结下焦，而出现尿血之证。故永昌公用栀子柏皮汤（栀子、黄柏、甘草）清泄心、肾、三焦经之郁热；用《外台秘要》之黄连解毒汤（栀子、黄柏、黄连、黄芩）泻火解毒；用《局方》之八正散（车前子、瞿麦、萹蓄、滑石、栀子、木通、灯心草、大黄）清热通淋。因未见大便秘结，故弃大黄。清代程国彭的《医学心悟·尿血》云："凡治尿血，不可轻用止涩药。"意谓恐积血瘀于尿道，则"痛楚难当"，故永昌公不用止血药。清代张璐的《张氏医通·尿血》云："胞移热于膀胱，则癃尿血。可知尿血之由，无不本诸热者。多欲之人，肾阴亏损，下焦热结，血随尿出，脉必洪数无力，治当壮水以制阳光。"故此医案之治，大法为清热泻火、利尿通淋。因患者新婚房劳，脉洪数、略见无力，故永昌公以生地黄清热凉血、滋阴生津，莲须清心固肾、涩精止血，此乃王冰"壮水之主以制阳光"之谓也。因三方中均有栀子以清热凉血，而八正散又以其清热泻火、利水通淋之功，成为处方中之主药。本医案之制方，永昌公探索病源，推求脏腑经络，求药理之本源，识药性之专能，察气味之从逆，合君臣之配伍，故药仅3剂，而尿血止、尿痛息、心烦亦除，续服 3 剂，病臻痊愈。解读本案至此，诚信清代张雷的《论方案》中之论："病者本有一定之病理，识理毕真，认证确当，自然敢下断语，案无遁情，则所用之方，也必配合停匀，有条不紊，而后药能中病。"

（三）加味八正散证（血淋）医案

医案：蒋某，女，34 岁。

初诊（1960 年 4 月 25 日）：患者近期小便时尿道疼痛明显，伴尿血、小便淋沥不畅、少腹急满，舌苔黄腻，脉滑数。

处方：怀牛膝 30 克，乳香 15 克，车前子（包煎）10 克，栀子 10 克，萹蓄 10 克，瞿麦 10 克，大黄 10 克，滑石 6 克，灯心草 1.5 克，甘草 10 克。水煎服。

复诊：服药 1 剂，尿血即止，仍微感尿痛。续服 2 剂，病臻痊愈。嘱每日以鲜白茅根 30 克煮水喝，以防复发。

按语： 蔡陆仙尝云："盖所谓方者，谓支配之法度也；所谓剂者，谓兼定其分量标准也。方则仅定其药味，剂则斟酌其轻重焉。"观本医案之治，可见永昌公临证组方用药之法度也。因湿热蕴于下焦，致膀胱气化失司，故小便淋沥不畅；热盛伤络，迫血妄行，则小便涩痛有血；血块阻塞尿路，故少腹急满；脉舌之象，亦心炎亢盛、三焦蕴热所致。故永昌公以清热泻火、利水通淋、活瘀通脉为治。虽予以《局方》之八正散，然主药为怀牛膝 1 两、乳香 5 钱。盖因下焦乃肝肾之地，牛膝入肝、肾二经，性善下行，能活血通脉，乃治瘀血作痛之良药，且又具利尿通淋之功，故为治疗淋证（如血淋、热淋）、尿血、尿道涩痛及腰痛之效药，此即公不用止血药，而用大剂量怀牛膝之由也。乳香苦泄辛散，具宣通经络、活血消瘀止痛之功，患者用之，使阻塞尿路之瘀血得消，则尿痛之候得除。辅以《局方》之八正散（车前子、瞿麦、滑石、栀子、灯心草、萹蓄、木通、大黄），方中木通、滑石、车前子、瞿麦、萹蓄诸药利水通淋；栀子清泻三焦湿热；大黄泄热降火；灯心草导热下行。诸药合用，使下焦湿热之邪从小便而解。药仅 3 剂，而收卓功。

此医案之用方选药，足见永昌公乃善于用意之良医也，诚如《局方》指南总论所云："医者，意也。临证要会意，制方要有法，法从理生，意随时变，用古而不为古泥，是真能用古者。"

（四）石韦五苓散证（石淋）医案

医案： 米某，女，46 岁。

初诊（1962 年 9 月 11 日）：患者既往有腰痛、小便浑浊病史。今日上午在田间劳动，突感右下腹部疼痛，小便不畅，急来医院就诊。腹部 X 线片示右肾下极结石（约 0.4cm×0.6cm 大小），伴右肾积水。刻下症见面色萎黄、痛苦面容，小便短赤，舌淡，舌苔白腻略黄，脉滑数。既往有月经后期及痛经史。

处方：石韦 12 克，制白芍 15 克，炒白术 15 克，滑石 30 克，冬葵子 10 克，瞿麦 10 克，木通 10 克，当归 15 克，王不留行 10 克，茯苓 30 克，猪苓 30 克，泽泻 30 克，桂枝 12 克，海金沙 15 克，鸡内金 10 克。水煎服。

复诊：服药 3 剂，小便清，腹痛缓解。服 5 剂时，一阵腹痛，尿不能卒出，急小便，排出小米粒大结石数块，腹痛遂解。复查腹部 X 线片示肾积水及结石均除。嘱每日以石韦 10 克、萹蓄 10 克、金钱草 10 克煎汤代茶饮，佐服益母草膏、金匮肾气丸，以养肝肾、调冲任、司气化，作调经、通淋之治。

按语：《诸病源候论》云："肾主水，水结则化为石，故肾客砂石。肾为热所乘，热则成淋。其病之状，小便茎里痛，尿不能卒出，痛引小腹，膀胱里急，砂石从小便道出，甚则令塞痛闷绝。"由此可见，该患者既病石淋，又病热淋，并且既往有腰痛、小便混浊史，腹部 X 线片确诊为"肾结石"，提示结石久停，气化不利，阻碍气机，成气滞血瘀之证，故治宜活血化瘀，化气通脉，溶石散结，永昌公用《局方》石韦散（石韦、芍药、白术、滑石、冬葵子、瞿麦，木通、当归、王不留行）治之。方中石韦、滑石、冬葵子、瞿麦、木通诸药，清利湿热，化石通淋；白术为脾脏补气第一要药，补脾燥湿；当归有"血中气药"之称，功于补血活血；白芍益阴养血，缓急止痛，为疗诸痛之要药；王不留行功专通利，《本草便读》谓其有治淋痛之效。诸药合用，湿热得清，气化得施，肾络得通，热淋、石淋得除。X 线片示有肾积水，提示肾主水功能失司，其治当温阳化气，利水渗湿，故永昌公用《伤寒论》五苓散易汤治之。方用猪苓、茯苓、泽泻三药，乃淡味渗泄为阳之义，伍桂枝以通阳化气，伍白术以健脾燥湿。五药合用，以成化气利水之功，使湿热之邪从小便而解。石韦散功于清热通淋，五苓散功于化气渗湿，然二方化石之力不足，故永昌公又有海金沙、鸡内金之用。《本草纲目》谓海金沙"入小肠、膀胱血分"，为"治湿热肿满，小便热淋、膏淋、血淋、石淋"之药；《名医别录》谓鸡内金"微寒"，《本草经疏》称其入"大肠、膀胱二经"，《名医别录》云其"主利小便"。二金以其通淋化石之功，而为石淋必用之药。合二方之力，伍二药之功，则气化得施，湿热得清，结石得化，而收卓效。

三、柳少逸医案

（一）桂枝茯苓丸证（石淋）医案

医案：王某，男，62岁。

初诊（1985年12月2日）：患者1天前劳动时突感右侧腰部疼痛难忍，服止痛药无效，次日来我院外科就诊，查腹部X线片示双肾下极结石（大小均为0.2cm×0.3cm），因求保守治疗，故转本科。刻下症见精神不振，面色晦暗，形体瘦弱，活动自如，右侧腰部稍有不适感，伴有血尿，舌暗淡，边尖有瘀斑，苔白腻，脉沉。问其病史，平素即有头晕耳鸣、腰膝酸软无力、小便滴沥不尽等症。

辨证：肾气不足，气化失司、尿浊沉积，成石阻络。

治法：通阳化气，消瘀除石。

方药：桂枝茯苓丸易汤加味。

处方：桂枝15克，茯苓15克，牡丹皮15克，赤芍15克，桃仁15克，海金沙15克，金钱草30克，川牛膝12克，王不留行12克，路路通12克，甘草10克。水煎服。

服上方15剂，诸症悉除，排出3粒高粱米粒大的砂样结石。

按语：桂枝茯苓丸一方，多被理解为活血化瘀及化瘀除癥之剂，根据其组成，本方除具有化瘀作用外，尚有通阳化气、扶正固本之效，且后者为其主要功效。方中桂枝通阳化气，茯苓益脾渗湿，扶正固本；牡丹皮、桃仁、赤芍活血化瘀，通脉导滞。诸药合用，使阳气通畅而瘀块得行，瘀去又不伤正，故为治疗气化无力而致瘀积之良方。本医案中加海金沙、金钱草取其化石通淋之用；牛膝、王不留行、路路通取疏肝气、通冲脉之效，俾气机通畅，则气化有司。

石淋一证，多为湿热蕴结煎熬所致，临床医者多投清利湿热之剂，但湿热从何而来，则少有人追询。盖因肾气不足，气化无力，尿浊郁积，日久化热，是形成石淋的主要原因。因结石瘀滞于肾，故肾络不通而腰痛，结石伤及肾络而尿血，因肾府被瘀，肾气被瘀，肾气愈伤，气化愈不及，水之下源不通，积于肾尚可致肾积水。临证千变万化，但皆因气化不利而致，故应用桂枝茯苓丸效果显著。

（二）《局方》石韦散证（石淋）医案

医案：王某，男，26 岁。

初诊（1975 年 6 月 3 日）：患者腰痛，胫软，乏力，神疲，小腹痛，小便淋沥涩痛，时有血尿，舌淡，苔薄白，脉沉。尿常规：红细胞（++），白细胞（+）。临床按泌尿系结石治疗，予以八正散加金钱草、白茅根等化石通淋之剂。

复诊（1975 年 6 月 10 日）：仍腰痛、小腹痛，有血尿。尿常规：红细胞（++），白细胞（+）。腹部 X 线片：右腹部平第 3 腰椎下沿，距第 3 腰椎约 4cm 处有直径约 0.8cm 的结石阴影，左腹部平第 2 腰椎横突，距横突约 3cm 处有直径约 1cm 的结石阴影。诊断为"肾结石（双）"。仍予八正散加味治之。

三诊（1976 年 4 月 11 日）：因余在外地出诊，患者另延医治疗，亦予八正散加味治疗，仍腰痛、小便涩痛。患者知余返院，复诊之，见患者面色苍黑、舌暗红、苔薄白、脉沉。

辨证：结石久停，气滞血瘀。

治法：活血散瘀，化石通淋。

方药：《局方》石韦散加味。

处方：石韦 15 克，白芍 15 克，白术 12 克，牡丹皮 10 克，滑石 30 克，冬葵子 10 克，瞿麦 15 克，木通 10 克，当归 10 克，王不留行 10 克，牛膝 15 克，三棱 6 克，莪术 6 克，生蒲黄 6 克，甘草 6 克。水煎服。

四诊（1976 年 5 月 9 日）：续进 15 剂，病情稳定，上方加乌梅 10 克、核桃仁（带内皮）6 个、补骨脂 12 克。

五诊（1976 年 6 月 9 日）：续进 18 剂，唯有腰酸、乏力、纳呆，舌暗红、有印痕，苔薄白，脉沉细。因久服苦寒清热之药，戕伐脾肾之阳，气化不利，故予温肾健脾、溶解结石之法，以地黄当归汤合三金散加减。

处方：熟地黄 30 克，肉苁蓉 15 克，白茯苓 15 克，白术 12 克，当归 12 克，桂枝 6 克，金钱草 30 克，海金沙 10 克，鸡内金 10 克，白芍 6 克，焦山楂、焦麦芽、焦神曲各 10 克，炙甘草 6 克。水煎服。

六诊（1976 年 6 月 15 日）：上方服 4 剂后，腰痛、乏力遂除，小便混浊、无涩痛。腹部 X 线片示双肾、输尿管、膀胱区无阳性结石影。因患者恐结石复生，予以金匮肾气丸，并嘱以白茅根、石韦煎汤代茶饮。

按语：此医案初用八正散化裁治之而无效，复诊细辨其证，乃结石久停之证，故选用活血散瘀、化石通淋之《局方》石韦散治之。因八正散、石韦散苦寒之药居多，戕伐脾肾之阳，于化气通脉有碍，故后期更以温肾健脾之《圣济总录》地黄当归汤（地黄、当归、白术）合三金散（金钱草、海金沙、鸡内金）而收功。

（三）八正散证（石淋）医案

医案：方某，男，26 岁。

初诊（1976 年 7 月 31 日）：患者小便淋沥涩痛 5 天，痛引少腹并会阴，尿中带血，口渴引饮，舌苔黄腻，脉滑数。腹部 X 线片示双肾区无异常发现，耻骨联合上 3cm 处偏左侧有一花生米大小（1.2cm×0.8cm）的密度增高影，其密度不均，边缘尚清，余正常。诊断为"左侧输尿管下段结石"。

辨证：湿热蕴结，气化不利。

治法：清热利湿，化石通淋。

方药：八正散加味。

处方：木通 12 克，瞿麦 12 克，车前子（包煎）12 克，萹蓄 15 克，滑石 30 克，栀子 12 克，海金沙 10 克，金钱草 30 克，牛膝 15 克，延胡索 6 克，金铃子 6 克，甘草 3 克，白茅根 30 克，灯心草 3 克。水煎服。

复诊（1976 年 8 月 23 日）：服药 15 剂，排砂石样尿，并尿出一枣核大之结石，腰部 X 线片示双肾区及输尿管、膀胱区未见阳性结石影。

按语：湿热蕴结下焦，发而为淋。尿液受其煎熬，日久结成砂石，则成石淋。热盛伤络，迫血妄行，小便刺痛有血。清利湿热、化石通淋为本医案之治法，故方用八正散加味。方中木通、车前、灯心草降火利水，萹蓄、瞿麦通淋泄热，滑石通窍散结，栀子凉血、引火下行，大黄苦寒涤热下达，甘草调和药性，以防诸药苦寒伤阳。用甘草梢、取其可达茎中之意。方加白茅根清热利湿，止妄行之血，二金为清热化石之要药，牛膝引药下行，金铃子散缓急止痛。诸药合用，则湿热蕴结之邪得除，气化不利之证得解，砂石淋之患得去。

（四）《证治准绳》石韦散证（石淋）医案

医案：李某，男，33岁。

初诊（1976年6月27日）：患者右腰放射及睾丸痛，小便涩痛黄赤。舌质暗红，黄白苔相兼，脉弦数。尿常规：红细胞（+++），白细胞（+），尿呈酸性。腹部X线片示右侧输尿管上段有一黄豆大小之密度增高影。

诊断：输尿管上段结石（右）。

辨证：结石久停，阻碍气机，气滞血瘀。

治法：活血通瘀，化石散结。

方药：《证治准绳》石韦散加味。

处方：石韦15克，滑石30克，赤芍10克，冬葵子10克，瞿麦12克，木通10克，芒硝6克，白茅根30克，当归12克，王不留行12克，金钱草60克，川牛膝15克，忍冬藤15克，海金沙15克，黄柏10克，鸡内金10克。水煎服。

复诊：服药15剂，腹痛缓解，自行停药，近日疼痛又发，仍宗原意续服。

处方：石韦15克，滑石30克，赤芍10克，冬葵子10克，王不留行15克，木通10克，枳壳6克，牛膝30克，白茅根15克，车前子（包煎）10克，瞿麦10克，黄芪15克，茯苓15克，金钱草60克，莪术6克。水煎服。

三诊：继服6剂，尿出一块黄豆大的结石，并出示结石标本。腹部X线片示结石已无。嘱以石韦煎汤代茶饮，以防患于未然。

按语：本医案的病机重在结石久滞，气化受阻，气机不畅，气滞血瘀，故方用《证治准绳》石韦散加味治之。药用石韦、滑石、冬葵子、瞿麦、木通、白茅根清热利湿通淋；白术补脾燥湿，黄宫绣称其为"脾脏补气第一要药"；当归辛香善走，有"血中气药"之称，故有补血活血之效；芍药缓筋脉之挛急，为治腹痛之要药；王不留行功专通利，引药下行。加枳壳、莪术意在下气导滞，黄芪伍当归以补气养血，车前子、二金意在化石利水，药用黄柏意在清下焦湿热。芒硝性阴，善于消物，王好古云"硝利小便"，"润燥软坚泻热"，李时珍谓其"走血调下，荡涤三焦肠胃实热"，故有溶石作用。诸药合用，则气化有司，气滞血瘀之病机得除，石出而病愈。

石韦散，其方有四，名同而药略有小异。《证治汇补》方，乃湿热淋之通剂；《普济方》之石韦散，适用于湿热蕴结下焦之重证，其清热利湿之功倍于前方。而《局方》《证治准绳》之方，均治湿热蕴于下焦，兼肾络瘀阻之证。

（五）当归饮子证（膏淋）医案

医案：闫某，男，27 岁。

初诊（1992 年 3 月 11 日）：患者新婚 1 月余，感少腹胀坠痛，小便灼痛，便尽有黏液溢出，前列腺液镜检见白细胞（+++），诊为"急性前列腺炎"，西医给予抗生素治疗 1 周，病情无明显好转，求治于中医。刻下症见精神不振，面色尚可，舌红苔黄，脉沉细数。

辨证：肾元亏损，肝胆蕴热。

治法：滋阴养肾，疏泄肝胆之火。

方药：当归饮子化裁。

处方：当归 15 克，红参 10 克，柴胡 30 克，黄芩 18 克，黄柏 10 克，白芍 15 克，知母 10 克，大黄（后下）15 克，滑石 30 克，甘草 10 克，生姜 10 克。每日 1 次，水煎，去渣再煎，温服。

复诊：服 3 剂即感症减，再服 5 剂，症状基本消失。令其继服 5 剂，复查前列腺液，见白细胞（+）。予上方加龙胆草 12 克、知母 12 克，继服 10 剂，病愈。

按语：当归饮子，出自《审视瑶函》，方由小柴胡汤加减而成，药有当归、人参、柴胡、黄芩、白芍、大黄、滑石、甘草、生姜，乃为"肝胆肾水耗而阴精亏涩""动其火而伤其汁"证而设。该患者新婚，"动其火而伤其汁也，故膏液不足"而患此疾。前列腺炎病，多由肝胆湿热下注所致。"此损耗中之伏隐，及不足中之有余，服寒凉则伤汁损血，服热药则血壅难舒，当以意中求趣，补益当而消除。"小柴胡汤为寒凉平和之剂，方中柴胡、黄芩散郁清火，则肝胆经之火得泄；人参、甘草甘润之体，补养元气，枢转中州，益气举陷而腹胀坠痛可解；当归补血养肝，白芍敛阴柔肝，则宗筋得养；大黄、滑石导热下行，则下焦湿热得除；药加黄柏、知母，伍滑石、白芍，乃《医学衷中参西录》之"寒通汤"，增当归饮子清热化湿、利水通淋之功。诸药合用，补而不滞腻，清而不伤阴，此即"意中求趣"，在于和解也。

癃闭治验三则

一、加味补中益气汤证医案

医案： 张某，男，64 岁。

初诊（1974 年 8 月 12 日）：患者患前列腺肥大经年，症见小腹坠胀，小便不利、欲解不爽、点滴不畅，伴茎中痛，神疲乏力，纳呆，气短而语声低微，舌淡苔薄白，脉细。

辨证：脾虚中气不足，气化失司，清阳不升，浊阴难降，而致癃证。

治法：补中益气、升清降浊之剂，佐以养血通脉、理气止痛之味。

方药：加味补中益气汤。

处方：黄芪 30 克，红参 10 克，炒白术 15 克，柴胡 6 克，升麻 6 克，茯苓 15 克，泽泻 15 克，当归 12 克，川芎 10 克，熟地黄 12 克，酒延胡索 10 克，川楝子 6 克，炮穿山甲 6 克，王不留行 10 克，皂角刺 6 克，生甘草 10 克，水煎服。

复诊（1974 年 8 月 19 日）：服药 7 剂，小便通利、小腹坠胀、茎中痛之候均缓。予以原方加川牛膝 12 克、车前子（包煎）30 克、木通 10 克，续服。

三诊（1974 年 9 月 11 日）：续服 21 剂，小便通畅，已无纳呆、气短、小腹坠胀、茎中痛之症。嘱服补中益气丸、金匮肾气丸，以固疗效。

按语： 前列腺肥大，亦称前列腺增生，多发生于 50 岁以上男性。该患者以小便欲解不爽、尿液点滴不畅、茎中痛为特征，故属中医"癃证"范畴。又以其小腹坠胀、神疲力乏、纳呆、气短为临床见症，故属中气不足、气化失司之气淋证。故吉忱公主施补中益气汤，以成补中益气、升清降浊之功，以期癃证得除；方中红参、黄芪合四物汤，乃《医宗金鉴》之圣愈汤，以益气养血之功，而除神疲力乏、气短之候；入茯苓、泽泻，则寓《金匮要略》之当归芍药散，以其调肝脾、和气血、司气化之功，为治癃闭之常用方；炮穿山甲、王不留行、皂角刺、怀牛膝，乃软坚散结、通脉导滞之品；《卫生宝鉴》云："善去茎中痛，或加苦楝，酒煮延胡索为主，尤好尤效。"故大凡淋证或癃闭证，吉忱公多以人参补肾益元，苦楝子、延胡索行气止痛，三药为伍，使元气复、气道利、水道通，而茎中痛得解。

清代田宗汉的《医寄伏阴论》云："小便不利，是阳气不化，法当扶阳化气，方有补中益气汤可用。"清代罗国刚的《罗氏会约医镜》云："如真阳虚而不得小便者，是谓经曰：无阳，则阴无以生也。急用八味地黄丸，或用金匮肾气汤，如水寒冰冻，得太阳一照，而阴凝自流通矣。"前列腺肥大者，多系脾肾俱虚之老年男性患者，故吉忱公临症有补中益气丸、金匮肾气丸，作愈后之用，亦可作老年人小便欲解不爽之治。公谓："昔宋代朱肱尝云：'古人治病，先论其所主，男子调其气，女子调其血。'本医案之用方，或治已乱，或治未乱，均为'调其气'也。"

二、益气举陷汤证医案

医案：郝某，男，83 岁。

初诊（2011 年 7 月 25 日）：患者自述小便排出不畅，甚时点滴而出，患病已 30 余年。1 个月前因小便点滴不出而插尿管，在当地医院查彩超示前列腺肥大。生气上火后症状较重，平时易头晕，舌暗红，苔薄白，舌下脉络暗紫，脉沉弦。

辨证：肾元亏虚，中气下陷。

治法：益气举陷，补养肝肾，化气通脉。

方药：益气举陷汤合益元五苓方化裁。

处方：黄芪 120 克，红参 12 克，炒白术 15 克，升麻 10 克，柴胡 6 克，陈皮 10 克，当归 15 克，熟地黄 15 克，山萸肉 15 克，炒山药 15 克，茯苓 15 克，猪苓 10 克，炒泽泻 10 克，牡丹皮 12 克，淫羊藿 15 克，菟丝子 15 克，胡芦巴 12 克，益智仁 30 克，桑螵蛸 30 克，桂枝 12 克，白芍 12 克，山慈菇 10 克，浙贝母 10 克，夏枯草 10 克，酒炙香附 10 克，炙甘草 10 克，大枣 10 克，生姜 10 克。每日 1 剂，水煎取汁 200~250ml，分 2 次服。

复诊（2011年8月10日）：服药当日，小便通畅，尿管已拔，患者与家人皆称奇。效不更方，上方继服。

三诊（2011年8月22日）：续服10剂，小便通畅，无不适。嘱服金匮肾气丸、补中益气丸、桂枝茯苓丸以善其后（柳少逸医案）。

按语：癃闭，指小便点滴而出，甚则小便闭塞不通为主症的一种疾患。小便不通，点滴短少，病势缓者称"癃"，小便闭塞，点滴不通，病势急者谓"闭"。本案病人排尿不畅，需插导尿管，故为"癃闭"。盖因肾元亏虚，脾气不升所致，故予益气举陷汤，以升举脾气，亦补中益气之谓也；益元五苓方由右归饮、五苓散、五子衍宗丸组成，具益肾元、补命门、化气通脉之效。诸方合用，加减化裁，则肾元得补，中气得助，气化有司，癃闭得解。

前列腺肥大，乃因痰气交阻，筋脉失濡而致。以芍药甘草汤，酸甘化阴，以濡筋脉；山慈菇、浙贝母、夏枯草、制香附，软坚散结，化痰利湿。患者耄耋之年，先后天之精皆竭，故必先后天同救；三焦之气化皆衰，而痰饮湿浊停聚，化气通脉、渗湿化浊之法必用。故须数法数方融于一剂而建功，此即"用药之道，惟危急存亡之际，病重药轻，不能挽救，非大其法不可"之谓也。

三、补脾胃降阴火升阳汤证医案

医案：纪某，男，74岁。

初诊（1988年1月）：患者患前列腺肥大七八年，小便滴沥难出，小腹胀急3天，类似发作已4次，每次均须插导尿管排尿，且多保留尿管半月余。此次因患者拒绝插导尿管，其子带其来诊。刻下症见头晕乏力，纳呆恶心，小腹胀急，会阴部有胀坠感，小便滴沥不出，大便排便亦难，便意频频，舌红，苔薄黄、少津，脉沉细。

治法：补脾益气，泻火升阳。

方药：补脾胃降阴火升阳汤加减。

处方：柴胡18克，黄芪15克，苍术15克，川羌活12克，升麻9克，红参6克，黄芩12克，黄连9克，甘草9克，生姜10克，大枣9克。每日1剂，水煎，早、晚分服。

复诊：服药后小便渐多，服6剂后，基本通畅，唯稍感费力。予上方加穿山甲10克，黄芪加至60克，又服6剂，诸症悉除。

三诊：1990年3月又发作一次，同法服用12剂又愈。为巩固疗效，防止复发，以原方加鳖甲30克、穿山甲15克作散，每日2次，每次10克，开水冲服。其后未再发作，体质较前也明显好转（柳少逸医案）。

按语：该患者乃一古稀男性老人，盖因肾阳式微，致脾阳亦衰，中气下陷，肾与膀胱气化失序，湿浊郁而化火，而见小便滴沥难出，故予《脾胃论》之补脾胃降阴火升阳汤。主以柴胡升举下陷之阳气，辅以红参、黄芪、苍术、炙甘草补脾胃，司健运，益中气，佐以石膏、黄芩、黄连，泻上乘之阴火。唯恐柴胡一味升阳之力不足，故加川羌、升麻通达太阳之经气而助升阳。

《证治准绳》称此方为升阳散火汤；《张氏医通》称为泻阴火升阳汤，为"治火郁发热"之证。方由补中益气汤衍化而成，内寓小柴胡以枢转气机，乃"火郁发之"之治。此方可称为虚证的小柴胡汤证，今为"甘温除热"之良剂。

从肾经运行话肾病针方

一、肾经循行及其证治概说

《灵枢·本脏》云："经脉者，所以行血气而营阴阳，濡筋骨，利关节者也。"《灵枢·经水》云："五脏六腑十二经水者，外有源泉，而内有所禀，此皆内外相贯，如环无端，人经亦然。"继而《难经·二十三难》有"经脉者，行血气，通阴阳，以荣于身者"的论述；明代张景岳的《类经》有"经脉者，脏腑之枝叶；脏腑者，经脉之根本"和"经脉营行表里，故出入脏腑，以次相传"的记载；而明代王肯堂的《证治准绳》则有"夫经脉者，乃天真流行出入，脏腑之道路也。所以水谷之精悍为荣卫，行于脉之内外，而统大其用，是故行六气，运五行，调和五脏，洒陈六腑，法四时升降浮沉之气，以生长化收藏。其正经之别脉，络在内者，分守脏腑部位，各司其属，与之出纳气血。凡是荣卫之妙用者，皆天真也"的详论；而明代高武的针灸专著《针灸聚英》则有"经脉之流行不息，所以营运血气，流通阴阳，以荣养于身者也"的表述；清代高士宗的《黄帝内经素问直解》有"人身经脉流行，气机环转，上下内外，无有已时"之诠释。由此可见，经络是内联脏腑、外络肢节、沟通内外、贯穿上下、运行气血的径路。

《灵枢·经脉》云："肾足少阴之脉，起于小指之下，邪①趋足心，出于然谷之下，循内踝之后，别入跟中，以上腨内，出腘内廉，上股内后廉，贯脊，属肾，络膀胱；其直者，从肾上贯肝膈，入肺中，循喉咙，夹舌本；其支者，从肺出络心，注胸中。是动则饥不欲食，面如漆柴②，咳唾则有血，喝喝③而喘，坐而欲起，目𥆧𥆧如无所见，心如悬，若饥状，气不足则善恐，心惕惕如人将捕之，是为骨厥④。是主肾所生病者，口热舌干，咽肿上气，嗌干及痛，烦心心痛，黄疸，肠澼⑤，脊股内后廉痛，痿厥嗜卧，足下热而痛。为此诸病，盛则泻之，虚则补之，热则疾之，寒则留之，陷下则灸之，不盛不虚以经取之。灸则强食生肉⑥，缓带披发，大仗重履⑦而步。盛者寸口大再倍于人迎，虚者寸口反小于人迎也。"

注：①邪：音、义均同"斜"。②漆柴：《辞源》："物之黑者曰漆。"故"漆柴"犹言烧焦的柴，是形容面色憔悴，黯黑无光。③喝喝：嘶哑的声音，形容喘声。④骨厥：病名，多见骨枯爪痛。⑤肠澼：即痢疾。⑥强食生肉：即食欲增强可以生长肌肉。⑦大仗重履：大仗，指结实的拐杖。重履，指穿两双鞋子。因古人睡觉多另换睡鞋，体弱的人起床不脱换，再加上一双鞋子所以叫"重履"，意谓让体弱的人在家静养时，也要从事轻微的活动。

综上所述，足少阴肾经，起于足小趾下，斜行于足心（涌泉穴），出行于舟骨粗隆之下，沿内踝后，分出进入足跟，向上沿小腿内侧后缘，至腘内侧，上股内侧后缘入脊内（长强穴），穿过脊柱，属肾，络膀胱。直行者：从肾上行，穿过肝和膈肌，进入肺，沿喉咙，到舌根两旁。分支：从肺中分出，络心，注于胸中，交于手厥阴心包经。

二、脏腑经脉生理与病候处方

《素问·灵兰秘典论》云："肾者，作强之官，伎巧出焉。"

《素问·六节藏象论》云："肾者，主蛰，封藏之本，精之处也，其华在发，其充在骨，为阴中之少阴，通于冬气。"

《素问·逆调论》云："肾者水脏，主津液，主卧与喘也。"

《素问·水热穴论》云："肾者，胃之关也。"又云："肾者，至阴也。"

《灵枢·五阅五使》云："耳者，肾之官也。"

《素问·调经论》云："肾藏志。"

《素问·痿论》云："肾主身之骨髓。"

《灵枢·九针论》云："肾主唾。"

《素问·金匮真言论》云："北方黑色，入通于肾，开窍于二阴。"

《灵枢·经脉》云："足少阴气绝则骨枯。少阴者，冬脉也，伏行而濡骨髓者也，故骨不濡则肉不能著也，骨肉不相亲则肉软却，肉软却故齿长而垢，发无泽，发无泽者骨先死，戊笃已死，土胜水也。"马莳注云："此言肾绝之证候死期也。肾主骨，其脉行于冬而濡骨髓，惟肾绝则骨枯肉脱，齿槁发焦，其骨已死。土日克木，死可必矣。"

《灵枢·终始》云："少阴终者，面黑，齿长而垢。"足少阴脉从肾上贯膈入肺中。足少阴气绝则骨硬则折，齿长而积垢，面色如漆。

《灵枢·寒热病》云："舌纵涎下，烦悗，取足少阴。"此乃少阴肾元虚衰之象，故当取肾经穴以补之。即取肾经井穴涌泉，原穴太溪，名"纵涎肾经井原方"。

《灵枢·五邪》云："邪在肾，则病骨痛阴痹。阴痹者，按之而不得，腹胀腰痛，大便难，肩背颈项痛，时眩。取之涌泉、昆仑，视有血者尽取之。"马莳注云："此言刺肾邪诸病之法也。邪在于肾则病骨痛，以肾主骨，而阴痹当在阴分也，其小腹胀，以肾脉入小腹也。其腰痛，以腰为肾之府也。其大便难，以肾通窍于二便也。其肩背项痛，此皆膀胱经脉所行，以肾与膀胱为表里也。且时时眩晕，亦兼膀胱与肾邪也。当取肾经之涌泉穴，又取膀胱经之昆仑穴，视有血者，则二经尽取之可也。"今名"《灵枢》邪在肾刺方"，以治骨痛阴痹之证。

《素问·脏气法时论》云："肾病者，腹大胫肿，喘咳身重，寝汗出，憎风；虚则胸中痛，大腹小腹痛，清厥，意不乐。取其经，少阴、太阳血者。"盖因肾少阴脉，起于足而上循腨，夹脐，循腹上行入肺，病在经络，故见诸证。肾气虚，不能上交于心，故胸中痛，意不乐；肾气虚，脾阳不振，故大腹、小腹痛；阳气虚，故手足逆冷。足少阴肾与足太阳膀胱互为表里，故治取足少阴之经穴复溜、足太阳之经穴昆仑，刺之出血。《灵枢》多处有此治法，此乃治肾经病之穴对，今名"肾病复溜昆仑方"。

《素问·刺热》篇云："肾热病者，先腰痛骺酸，苦渴数饮，身热。热争则项痛而强，骺寒且酸，足下热，不欲言，其逆则项痛员员澹澹然。戊已甚，壬癸大汗，气逆则戊已死。刺足少阴、太阳。诸汗者，至其所胜日汗出也。"该文表述了肾热病的早期症状和邪正相争的情况。根据五行生克关系，肾热病戊己日重，而壬癸日可汗出而热退。治法可刺足少阴肾经经穴复溜和足太阳膀胱经经穴昆仑。此即"肾病复溜昆仑方"，可疗肾热病诸候。

《素问·刺疟》云："足少阴之疟，令人呕吐甚，多寒热，热多寒少，欲闭户牖而处，其病难已。"足少阴脉，贯肝膈入肺中，循喉咙，疟邪犯足少阴肾经而见上述诸证。当取足少阴之络穴大钟，又可取其输穴、原穴太溪，方名"肾疟大钟太溪刺方"。该篇又云："肾疟者，令人洒洒然，腰脊痛宛转，大便难，目眴眴然，手足寒，刺足太阳、少阴。"腰者，肾之外府。故疟邪犯肾而见腰脊痛；肾开窍于二阴，故大便难；肾为生气之原，手足为诸阳之本，邪伤生气之原，故手足寒。盖因十二经别中，足太阳与足少阴相合，"足太阳之正，别入腘中"，"别入于肛"，"散入肾"，故宜取足太阳经之合穴委中及少阴肾经之络穴大钟、之原太溪。今名"《素问》肾疟刺方"。

《素问·咳论》云："五脏六腑皆令人咳，非独肺也""人与天地相参，故五脏各以其治实感于寒则受病，微则为咳，甚者为泄为痛""乘冬则肾先受之。"又云："肾咳之状，咳则腰背相引而痛，甚则咳涎。"治之之法，"治脏者治其俞"，故取肾经输穴太溪；"浮肿者治其经"，故取肾经经穴复溜。今名"肾咳太溪复溜方"。

《素问·痹论》云："肾痹者，善胀，尻以代踵，脊以代头。"又云："五脏有俞，六腑有合，循脉之分，各有所发，各随其过则病瘳也。"意谓治疗肾痹取其输穴太溪，并随其有过之处而刺之。今名"《素问》太溪肾痹方"。

《素问·痿论》云："肾气热，则腰脊不举，骨枯而髓减，发为骨痿""肾热者，色黑而齿槁。"又云："有远行劳倦，逢大热而渴，渴则阳气内伐，内伐则热舍于肾，肾者水脏也，今水不胜火，则骨枯而髓虚，故足不任身，发为骨痿。故《下经》曰：骨痿者，生于大热也。""治之奈何？岐伯曰：各补其荥，而通其俞，调其虚实，和其逆顺，筋脉骨肉，各以其时受月，则病已矣。"意谓肾有邪热，热灼精枯，致髓减骨枯，腰脊不能举动而生骨痿；或因长途跋涉劳累太甚，又逢炎热天气而口渴，导致阳气化热内扰肾脏，水不胜火灼精耗液，而致骨枯髓空不能支持身体而发骨痿。治之之法，当调补肾经荥穴然谷，疏通肾经输穴太溪。肾主骨生髓，气旺于冬季，故于冬月治疗而利于痊愈。今名"《素问》然骨太溪骨痿方"。

《素问·厥论》云："少阴之厥，则口干溺赤，满腹心痛。"又云："少阴厥逆，虚满呕变，下泄清，治主病者。"此乃足少阴经气厥之临床见症。其治法，当取足少阴经主病的腧穴，或取其输穴太溪。根据病之虚实，采用补泻手法。今名"《素问》太溪肾厥方"。

《素问·脉解》云："少阴所谓腰痛者，少阴者申也，七月万物阳气皆伤，故腰痛也。所谓呕吐上气喘者，阴气在下，阳气在上，诸阳气浮，无所依从，故呕咳上气喘也。所谓邑邑不能久立，久坐起则目䀮䀮无所见者，万物阴阳不定未有主也。秋气始至，微霜始下，而方杀万物，阴阳内夺，故目眈眈无所见也。所谓少气善怒者，阳气不治，阳气不治则阳气不得出，肝气当治而未得，故善怒，善怒者名曰煎厥。所谓恐如人将捕之者，秋气万物未有毕去，阴气少，阳气入，阴阳相薄，故恐也。所谓恶闻食臭者，胃无气，故恶闻食臭也。所谓面黑如地色者，秋气内夺，故变于色也。所谓咳则有血者，阳脉伤也，阳气未盛于上而脉满，满则咳，故血见于鼻也。"少阴应于十月，月建在申，在十二辟卦中为否卦。三阳爻在上，三阴爻在下，此时万物阳气开始下降，因人与天地相应，故阳气始衰，阴气始盛，肾府痹阻而腰痛。阴气盛肾阳虚衰，故阳气浮越上逆，夹冲脉之气、胃气上逆而呕吐、咳喘。宗"五脏六腑之有疾者，皆取其原"之法，取肾经原穴太溪，名"肾病太溪刺方"。

《素问·缪刺论》云："邪客于足少阴之络，令人嗌痛，不可内食，无故善怒，气上走贲上，刺足下中央之脉各有三痏，凡六刺，立已。左刺右，右刺左。嗌中肿，不能内唾，时不能出唾者，缪刺然骨之前，出血立已，左刺右，右刺左。"意谓邪气侵入足少阴经的络脉，使人咽喉疼痛，不能进饮食，往往无故发怒，气上逆直至贲门之上，针刺足心的涌泉穴，左右各三刺，共六刺，可立刻缓解。左病则刺右边，右病则刺左边。如果咽喉肿起而疼痛，不能进食，想咯吐痰涎时不能咯出来，针刺然谷穴使之出血，很快就好。左病则刺右边，右病则刺左边。今名"邪客咽痛然谷方"。该篇又云："邪客于足少阴之络，令人卒心痛，暴胀，胸胁支满无积者，刺然骨之前出血，如食顷而已；不已，左取右，右取左。病新发者，取五日已。"意谓邪气侵入足少阴经的络脉，是人突然发生心痛，腹胀大，胸胁胀满但并无积聚，针刺然谷穴出些血，大约过一顿饭的工夫，病情就可缓解；如尚未好，左病则刺右边，右病则刺左边。这种病如是新近发生的，针刺五天就可痊愈。今名"《素问》卒心痛缪刺方"。

《素问·刺腰痛》又云："昌阳之脉令人腰痛，痛引膺，目眈眈然，甚则反折，舌卷不能言，刺内筋为二痏，在内踝上大筋前、太阴后上踝二寸所。"昌阳之脉，马莳注云："昌阳，系足少阴肾经穴名，又名复溜。"故昌阳之脉，当为足少阴肾经之别称。昌阳之脉发生病变使人腰痛时，疼痛牵引胸膺，眼睛视物昏花，严重的腰背向后反折，不能前屈，舌头卷缩，不能言语，应当刺位于筋内侧的复溜、交信二穴。今名"《素问》腰痛昌阳刺方"。该篇又云："足少阴令人腰痛，痛引脊内廉，刺少阴于内踝上二痏，春无见血。出血太多，不可复也。"意谓足少阴经脉发生病变使人腰痛时，痛引脊内侧，应当刺少阴经在足踝之上太溪、复溜穴两穴，但在春季勿刺血。盖因春时木旺水亏，故"春无见血"。今名"《素问》肾病溪溜方"。

《灵枢·本输》云："肾出于涌泉，涌泉者，足心也，为井木。溜于然谷，然谷，然谷之下者也，为荥。注于太溪，太溪，内踝之后，跟骨之上陷者中也，为俞。行于复溜，复溜，上内踝二寸，动而不休，为经。入于阴谷，阴谷，辅骨之后，大筋之下，小筋之上也，按之应手，屈膝而得之，为合。足少阴经也。"此约言足少阴经之井、荥、输、经、合也。

《灵枢·经水》云："足少阴深二分，留三呼。"足少阴经，少血多气，刺深二分，较足太阴经减一分。

三、足少阴肾经针方

《灵枢·经脉》云："是动则病饥不欲食，面如漆柴，咳唾则有血，喝喝而喘，坐而欲起，目𥉁𥉁如无所见，心如悬若饥状，气不足则善恐，心惕惕如人将捕之，是为骨厥。是主肾所生病者，口热舌干，咽肿上气，嗌干及痛，烦心心痛，黄疸肠澼，脊股内后廉痛，痿厥嗜卧，足下热而痛。为此诸病，盛则泻之，虚则补之，热则疾之，寒则留之，陷下则灸之，不盛不虚，以经取之。灸则强食生肉，缓带披发，大杖重履而步。盛者寸口大再倍于人迎，虚者寸口反小于人迎也。"此段经文表述了足少阴肾经的异常变动，有"是动则病"及"是主肾所生病"的病候。概而论之，肾经的主要病候是气喘，舌干，咳血，咽喉肿痛，水肿，大便秘结，泄泻，腰痛，脊股内后侧痛，痿弱无力，足心热诸疾。鉴于证分虚实，宗"为此诸病，盛者泻之，虚则补之，热则疾之，寒则留之，陷下则灸之，不盛不虚，以经取之"，而有通行之法，至于何以知虚实，而有人迎、寸口通行之诊法。

1. 肾俞刺方

肾俞乃足少阴肾经经气输注、敷布于背之腧穴之处，内应肾脏，以其具益肾培元之功，而为治肾经病之要穴，施以针刺术，名"肾俞刺方"。

2. 肾经五输刺方、肾经四时刺方

《灵枢·本输》云："肾出涌泉，涌泉者足心也，为井木；溜于然谷，然谷然骨之下者也，为荥；注于太溪，太溪内踝之后跟骨之上陷者中也，为俞；

行于复溜，复溜上内踝二寸，动而不休，为经；入于阴谷，阴谷辅骨之后，大筋之下，小筋之上也，按之应手，屈膝得之，为合。足少阴经也。"此言肾经井荥输经合之穴也，即肾之井穴涌泉，荥穴然谷，输穴太溪，经穴复溜，合穴阴谷。宗《灵枢》"病在脏者，取之井"之法，若肾经病可取井穴涌泉以治之，今名"肾病涌泉刺方"。经云："盛则泻之，虚则补之。"临证除采用针刺补泻手法外，尚可根据脏腑及输穴的五行属性，实施"实则泻其子""虚则补其母"治疗法则以调之。如肾经五行属水，若运用泻法针刺属木的井穴涌泉，名"肾实涌泉刺方"。因水生木，木为水之子，乃"实则泻其子"之法。若运用补法，针刺肾经属金之经穴复溜，名"肾虚复溜刺方。"因金生水，金为水之母，乃"虚则补其母"法。宗"不盛不虚，以经取之"法，取肾经之经穴复溜，施平补平泻针刺术，名"足少阴经穴刺方"。宗《灵枢·本输》春取荥，夏取输穴，长夏取经穴，秋取合穴，冬取井穴法，而有肾经病春取然谷，夏取太溪，长夏取复溜，秋取阴谷，冬取涌泉之法，名曰"肾病四时刺方"。

3. 肾经原穴刺方

《灵枢·九针十二原》云："五脏有疾，当取十二原。"《素问·刺法论》云："肾者，作强之官，伎巧出焉，刺其肾之源。"故肾经之功能失司而生疾病，可刺肾经之原穴太溪，今名"肾经原穴刺方"。

4. 肾病刺方

《素问·脏气法时论》云："肾病者，腹大胫肿，喘咳身重，寝汗出，憎风；虚则胸中痛，大腹小腹痛，消厥，意不乐。取其经，少阴、太阳血者。"此段经文表述了肾经病的病候，当取足少阴肾经之经穴复溜及足太阳膀胱经之经穴委中点刺出血，名"肾病复溜委中刺方"。前者实证用泻法，后者虚证用补法。

5. 足少阴标本刺方

《灵枢·卫气》云："足少阴之本，在内踝下上三寸中，标在背俞与舌下两脉也。"马莳注云，其本为肾经之交信穴，其标为肾俞、廉泉穴。三穴相伍为用，今名"足少阴标本刺方"。以其通达肾经脉气之功，而为肾经病之治方。

6.足少阴根结刺方

《灵枢·根结》云:"少阴根于涌泉,结于廉泉"。又云:"太阴为开,厥阴为阖,少阴为枢""枢折则脉有所结而不通,不通者取之少阴,视有余不足。"枢机不利,故经脉不通而生疾病,涌泉为足少阴之井,又为肾经之根穴,具补肾益元,纳气定喘,温阳健脾,柔肝定搐,宽胸益肺之功,又为回阳九针之一,有通关开窍,醒脑复苏之功。廉泉乃任脉与阴维交会穴,又为足少阴肾之结穴,足少阴肾、足太阴脾之标穴,具激发肾气,调节五脏六腑功能之用。涌泉与廉泉相伍,施以针刺术,名"足少阴根结刺方",乃足少阴肾经病之治方。

7.邪客足少阴之络刺方

《素问·缪刺论》云:"邪客于足少阴之络,令人卒心痛,暴胀,胸胁支满,无积者,刺然骨之前出血,如食倾而已。不已,左取右,右取左,病新者,取五日已。""卒",同"猝"。"无积"没有积聚之候。"食倾"一顿饭的工夫。此段经文表述了足少阴肾经,"其直者,从肾上贯肝膈入肺中""其支者,从肺出络心,注胸中"当邪气侵入足少阴的经脉,"舍于络脉,留而不去",则病如是,然谷乃足少阴经之荥穴,具补肾荥冲,通调三焦,化气通脉之功,故有然骨刺血之治。《素问·缪刺论》又云:"邪客足少阴之络,令人嗌痛,不可内食,无故善怒,气上走贲上,刺足中央之脉,各三痏,凡六刺,立已。左刺右,右刺左。嗌中肿,不能内,唾时不能唾者,刺然骨之前出血,立已。左刺右,右刺左。"盖因肾经之支别者,从肺出络心,注胸中。其正经,从肾上贯肝膈,入肺中,循喉咙,夹舌本,故邪犯足少阴经,"邪于络脉,留而不去",则病如是,故有肾经井穴涌泉,荥穴然骨,缪刺之治,今名"邪客足少阴之络刺方"。尚可加刺肾经络穴大钟,即"足少阴络穴刺方"。

8.邪在肾刺方

《灵枢·五邪》云:"邪在肾,则病骨痛阴痹,按之而不得,腹胀腰痛,大便难,肩背颈项痛,时眩,取之涌泉昆仑,视有血尽取之。"马莳注云:"此言刺肾邪诸病之法也。"盖因肾主骨,而阴痹当在阴分,邪气犯肾,肾经血气留闭,故"病骨痛阴痹"。因肾脉入小腹,腰为肾之外府,肾司二便,故邪在于肾,而见"腹胀腰痛,大便难"。肾与膀胱经互为表里,邪犯肾经,必然造成膀胱经脉气运行受阻，血气留闭，则致其循行部位络脉痹阻，故有"肩背颈项痛"。又因肾主骨生髓，肾脉痹阻则髓海失荣，因膀胱之脉"上额交颠""其直者从颠入络脑，还出别下项，循肩髆内，夹脊低腰中，入循膂，络肾，属膀胱。"故邪犯肾经，血气痹阻，而致"肩背颈项痛"。鉴于涌泉为肾经之井穴，具补肾益元，温阳通痹之功，昆仑乃膀胱经之经穴，具敷布太阳经气，疏经通络，舒筋缓急之功，故邪气犯肾，有取涌泉昆仑之治，名"邪在肾刺方"。

论卫气运行轨迹及其临床意义
——兼述肾在经脉运行中的作用

　　《灵枢》有黄帝"卫气之行，出入之合何如"之问，故有"卫气行"之专篇。对此，伯高对云："岁有十二月，日有十二辰，子午为经，卯酉为纬，天周二十八宿而一面七星，四七二十八星，房昴为纬，虚张为经。是故房至毕为阳，昴至心为阴，阳为昼，阴主夜，故卫气之行，一日一夜五十周于身，昼日行阳二十五周，夜行阴二十五周，周于五脏。"此段经文表述了岁有十二月，周天三百六十五度又四四分之度（即 365.25 度），一昼一夜，日随天道环转，绕地一周而过一度，岁有三百六十五度有寄而一周天。日有十二辰，夜半子时，日中午时，日出卯时，日入酉时。子位北方，午位南方，卯位东方，酉位西方。子午为经，卯酉为纬，天周二十八宿，而一面七星，四七二十八星，即角、亢、氐、房、心、尾、箕为东方七宿；斗、牛、女、虚、危、室、壁为北方七宿；奎、娄、胃、昴、毕、觜、参为西方七宿；井、鬼、柳、星、张、翼、轸为南方七宿。分位于周天三百六十五度，房位于卯，昴位于酉，虚位于子，张位于午，房昴为纬，虚张为经。房度在卯，毕度在酉，房至毕故为阳，日随天道，自东而西，漏下二十五刻，日正中而行，至张度又二十五刻，而行至毕度，此昼日行于阳也。昴度在酉，心度在卯，昴至心为阴者，日随天道，自西而东，绕地环转，漏下二十五刻，夜正中而行于虚度又二十五刻，行至心度，此夜行于阴也。此乃中医五运六气形成的天文历法背景，亦是古天文学、物候学及时辰治疗学的核心内容之一。对卫气之行，该段话语可称为"引言"。盖因古人在气象学、物候学、医学中，不断发现由天体的运行与地理的方位所造成的各种气象、物候及其与人体的生理和病理的变化，都有阴阳的节律周期。故《素问·天元纪大论》有"太虚寥廓，肇基化元，万物资始，五运终天"的立论；《素问》引用《太始天元册》之文："丹天之气，经于牛、女戊分，黅天之气，经于心、尾己分，苍天之气，经于危、室、柳、鬼，素天之气，经于亢、氐、昴、毕，玄天之气，经于张、翼、娄、胃。"于是有了《素问·五运行大论》十二月、十二辰之"子午为经，卯酉为纬"，及二十八星宿"房昴为纬，虚张为经"的论述。

综上所述，前文已讲到了"阳主昼，阴主夜"，"卫气之行，一日一夜五十周于身，昼日行阳，二十五周，夜行于阴二十五周，周于五脏"的天文历法背景，表述了"天度者，以制日月之行也；气数者，所以纪化生之用也"宇宙间的自然规律，及"人与天地相参也，与日月相应也"的自然法则。而本文首先要介绍的是人体卫气运行的轨迹，阐述的是天人相应的整体观的学术思想。其内容是"法于阴阳，和于术数"的核心理论。

一、从"卫气行"，谈其运行轨迹及时向性

在《灵枢·卫气行》中，伯高在阐述卫气行的天文历法背景后，直奔主题介绍了卫气"昼行于阳""夜行于阴"的运行轨迹："阳主昼，阴主夜，故卫气之行，一日一夜五十周于身，昼日行于阳，二十五周，夜行于阴二十五周，周于五脏。是故平旦阴尽，阳气出于目，目张则气上行于头，循项下足太阳，循背下至小指之端。其散者，别于目锐眦下手太阳，下至手小指之间外侧。其散者别于目锐眦，下足少阳，注小指次指之间，以上循手少阳之分侧，下至小指之间，别者以上至耳前，合于颔脉，注足阳明以下，行至跗上，入五指之间。其散者，从耳下下手阳明，入大指之间，入掌中，其至于足也，入足心，出内踝，下行阴分，复合于目，故为一周。""阳尽于阴，阴受气矣其始入于阴，常从足少阴注于肾，肾注于心，心注于肺，肺注于肝，肝注于脾，脾复注于肾为周""亦如阳行之二十五周而复合于目。"该段文字，首先阐明了何以"卫气行自平旦之时，起于足太阳经"？盖因阳气者，卫气也。"头为诸阳之会"，平旦之时，目开，卫气出于目之睛明穴，正以目开则卫气循足太阳经上行头，循下足太阳，循经至足小趾端至阴穴处；其在头之散者，别行于目之锐眦近听宫穴，下手太阳小肠经，而至手小指外侧之少泽穴处；其在头而又散者，别行于目之锐眦足少阳经之瞳子髎穴，下至足少阳之经，而

注于足四趾之足窍阴穴处；又从而上循手少阳经之分侧以下，至手小指之关冲穴；其别而散者，以上至耳前，合于颔脉，上近足阳明经之承泣穴，注足阳明经，而下行经冲阳穴，达足厉兑穴；其头之散者，从耳下下行于手阳明之迎香穴处，循行至商阳穴处，此乃卫气昼行于阳经一周之轨迹也。如此计二十五度，此即"昼日行于阳二十五周"之谓也。至夜则行于阴，亦二十五度。其首先至于足少阴肾经，入足心涌泉穴，出内踝下行阴分，自足少阴肾经，而行手少阴心经、手太阴肺经、足厥阴肝经、足太阴脾经，其夜行阴经，计二十五度。此即"夜行阴二十五周，周于五脏"之谓也。至明日平旦阴经已尽，而阳经又受气，则复因目开而会于目，又自足太阳经之睛明穴始。此即"一日一夜五十周于身，昼日行于阳，二十五周，夜行于阴二十五周，周于五脏""复合于目，故为一周"之谓。

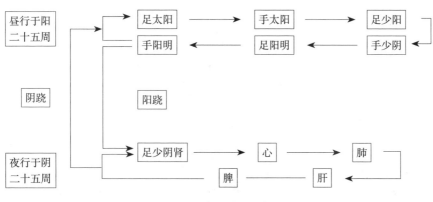

图 1　卫气运行示意图

二、从"卫气行"，谈"常从足少阴注于肾"的意义

《灵枢·卫气行》论述了卫气运行的轨迹及其周期，即表述了"阳主昼，阴主夜""卫气之行，一日一夜周于身，昼日行于阳，二十五周，夜行于阴二十五周，周于五脏。"尚有"常从足少阴注于肾"之记。其一，说明了卫气运行从阳入阴，首先从足少阴经入肾，而"周于五脏"；其二，卫气行于阳一周的时候，即昼日由阳入阴一周之间，都要交会足少阴一次，不是总在循行于阳经之间。盖因阴阳互根，阴阳之根同于肾，肾中阳气称为元阳，阴精称为元阴，二者合称肾元。元阳是全身动力的根源，当然也是"卫气行"之动力。故《难经》称元阳"为五脏六腑之本，十二经脉之根，呼吸之门，三焦

之源。"《素问·灵兰秘典论》云："肾者作强之官，伎巧出焉。"《灵枢·本神》云："肾藏精。"因此，更重要的是每交会一次足少阴肾，都会得到肾精的支持与滋养，故有"常从足少阴注入肾"之论。否则阳气就会不断的耗散，而无力运行，此即"阳根于阴"之谓也，诚如明·张景岳所云："阳得阴助而生化无穷""阴得阳升而泉源不竭。"且因肾为水火之宅，内寓元阴元阳。虽说心主血，肝藏血，脾统血，肺主气，且气为血帅，血为气母，然在五行中，鉴于心之君火与肾中相火是同气相求；肺阴与肾精是金水相滋；肾阳与脾阳是火旺土健，肾阴与肝阴是水足肝柔的关系，故有"夜行于阴二十五周，周于五脏"之功效。

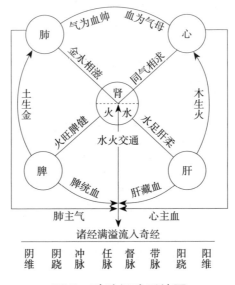

图2　脏腑经脉系统图

三、从"卫气行"，谈"阳气出于目""复合于目"的内涵

从《灵枢·卫气行》可知，从"阳气出于目"，再到"复合于目"，是人身卫气"一日一夜五十周于身，昼日行于阳，二十五周，夜行阴二十五周，周于五脏"过程的"节点"。而且是昼日行于阳一周，是"阳气出于目"，历经足太阳、手太阳、足少阳、手少阳、足阳明、手阳明、足少阴的运行轨迹；而夜行阴一周，是历经足少阴肾、而心、而肺、而肝、而脾，"复合于目"的运行轨迹。简而论之，平旦，卫气之行由足太阳经目内眦的睛明穴始行，所以人醒了，目开了；历经五十周运行之后，复至平旦，卫气由阴入阳而肾复

运行至足太阳膀胱经，则卫气又从睛明穴处运行于阳了。

此运行轨迹，前面已探讨了卫气"常从足少阴注于肾"的意义，在此主要阐述的是睛明及足太阳经在"卫气行"中的意义。睛明，诸阳上行而达于目，睛者五脏六腑之精华皆注入此，故名。《灵枢·根结》云："太阳根于至阴，结于命门。"命门者，睛明穴也。根者，经气相合而始生；结者，经气相搏而结。《灵枢·卫气》云："足太阳之本，在跟上五寸中（跗阳），标在两络命门，命门者，目（睛明）也。"根者，本也，部位多在下，结者、标者，部位多在上，皆经气生发及归结之处。故睛明具有激发经气运行，调和脏腑功能的作用。

《灵枢·经别》云："足太阳之正，别入于腘中，其一道下尻五寸，别入于肛，属膀胱，散之肾，循膂当心入散；直者从膂上出于项，复属太阳，此为一经也。足少阴之正，至腘中，别走太阳而合，上至肾，当十四椎，出属带脉；直者系舌本，复出于项，合于太阳，此为一合。成以诸阴之别，皆为正也。"经别，乃别行之正经。张志聪注云："正者，谓经脉之外，别有正经，非之络也。""足太阳之正"，"足少阴之正"：意谓足太阳膀胱经与足少阴肾经为一合也。"皆为正"：意谓有阳经必有阴络。"成以诸阴之别，皆为正也"：以肾与膀胱二经为例，即二者皆为正经之合。上述经文表述了足太阳经别，从足太阳经脉分出，进入腘窝部委中穴处分出，其中一条支脉于骶骨下五寸处别行进入肛门，上行归属膀胱，散布联络肾脏，沿脊柱两旁的肌肉，到心脏部散布于心脏内；直行的一条支脉，从脊柱两旁的肌肉处继续上行，进入项部，仍注入足太阳本经，足少阴经别，从足少阴经脉的腘窝部分出，与足太阳的经别相合并行，上至肾，在十四椎处分出，归属带脉；直行的一条继续上行，系舌根，再浅出项部，脉气仍注于足太阳经的经别。综上所述，通过足太阳与足少阴之经别，可知卫气循诸阳经转一周，都要交足少阴肾经一次之机制。

四、从"卫气行"，谈跷脉在"五十周于身"过程中的作用

《灵枢·寒热病》云："阴跷、阳跷，阴阳相交，阳入阴，阴入阳，交于目锐眦。"《难经·二十八难》云："阳跷脉者，起于足中，循外踝上行，入风池。""阴跷脉者，亦起于跟中，循内踝上行，至咽喉，交贯冲脉。"意谓跷脉左右成对，二跷脉均起于足踝下。阴跷脉由内踝下肾经之照海穴分出，沿内

踝后直上下肢内侧，经前阴，沿腹、胸进入缺盆，出行于人迎穴之前，经鼻旁，达目内眦，与足太阳、阳跷脉会合。阳跷脉从外踝下足太阳经之申脉出，沿外踝后上行，经腹，沿胸部后外侧，经肩、颈外侧，上夹口角，达目内眦，与足太阳经、阴跷脉会合。由此可见，平旦从足太阳经之目内眦睛明穴开始，卫气至此，人寤而眼睛睁开，卫气行于阳开始，由足太阳而手太阳、而足少阳、而手阳明、而足阳明，是谓卫气一周。此时尚须经阳跷脉交会足少阴肾经一次。鉴于"阴跷、阳跷，阴阳相交，阳入阴，阴入阳，交于目锐眦"运行规律，交于足少阴肾经后，然后通过阴跷复交会于目内眦之睛明处，而达足太阳经，以此运行轨迹行于昼二十五周。昼行阳二十五周，乃由阳跷脉交会注于足少阴肾经，继而"肾注于心，心注于肺，肺注于肝，肝注于脾，脾复注于肾为周""亦如阳行之二十五周而复合于目"。此运行轨迹是在二十五周后"复注入肾"，通过阴跷脉交会于目锐眦之睛明处，而达足太阳经，故谓"复合于目"。由此可见，卫气日夜行五十周，是在跷脉"阴阳相交，阳入阴，阴出阳，交于目锐眦"的作用下而完成的，故《灵枢·脉度》中，黄帝有"跷脉安起安上"之问？岐伯有"气并相还则为濡，目气不荣则不合"之答。

五、论"卫气行"在中医临床中的意义

从卫气运行的轨迹可见，卫气之所以能运行不息，是在脏腑经络功能正常的情况下完成的。故任何一脏尤其肾元的虚损，或任何一经尤其是足太阳、足少阴脉的异常，均可导致疾病的发生。举凡几种常见疾病的发生，谈一下卫气健运的临床意义。

1. 从"常见足少阴注入肾"之机制，谈益元法的临床应用

《灵枢·卫气行》在表述卫气行昼行阳，夜行阴的过程中，除昼日行阳二十五周后，其后则"阴受气"而"始入于阴，常从足少阴注于肾"。并依次注入他脏，然后"复注入肾为周"。而且每周都要交会于足少阴肾经一次，即卫气交会肾经一次，方可得肾精的支持而续行于阴。故有"常从足少阴注入肾"之记。若肾脏亏虚，必然会因肾元不足，五脏俱虚，而形成虚损诸候。

鉴于肾为"先天之本""水火之宅"，故而形成了肾与心同气相求，肺与肾金水相滋，肾与肝则水足肝柔，肾与脾之火旺土健的人体脏腑关系的网络系统，故肾元亏虚，是《灵枢·天年》中"肾气焦，四脏经络空虚"的主

要因素。对此，《中藏经》有"肾气绝，则不尽其天命而死也"的记述；《集验良方》有"寿命修短，全系精、气、神之盈亏"的记载。此即明代张介宾"五脏之伤，穷必归肾"之谓。由此可见，治疗虚损类疾病的关键是益元法的应用。此即"益元"系列方剂产生的理论根据。如《金匮要略》之肾气丸，乃为肾元亏虚证而设之方。堪称益元方之祖剂。方以干地黄滋补肾阴，辅以山萸肉、山药滋补肝脾；并以少量桂枝（或肉桂）、附子温补肾中之阳，意在以微微生长之少火而生肾气。此即张景岳"善补阳者，必于阴中求阳，则阳得阴助而生化无穷；善补阴者，必于阳中求阴，则阴得阳升而泉源不竭"之谓也。

又如《灵枢·脉度》有"跷脉者，少阴之别""合于太阳阳跷而上行，气并相还则为濡，目气不荣则目不合"之记载。此即体弱之人、老年人，由于肾元亏虚，精血不足，气血虚衰，营卫运行失常，导致"目气不荣"而不寐。此即左归饮、左归丸，甚至大、小定风珠，三甲复脉汤诸养肝肾、补精血之剂，以其"气并相还则为濡"之功，而达守心安神之效。亦即《素问·生气通天论》"阳强不能密，阴气乃绝，阴平阳秘，精神乃治"之谓。于是形成了"卫气行阴则寐，卫气出于阳则寤"的正常生理功能，而无"不寐""不寤"等诸神志疾病之候。

2. 从"阳气出于目""复合于目"之机制，谈阳和法的临床应用

《素问·生气通天论》云："阴阳之要，阳密乃固""因而和之，是谓圣度。"又云："阳强不能密，阴气乃绝，阴平阳秘，精神乃治；阴阳离决，精气乃绝。"上述经文表述了阴阳之气，在内固密，在外固护的功能态，是人身健康的关键。而卫气的运行，所以能"昼日行于阳二十五周，夜行于阴二十五周，周于五脏"，及"阳气出于目"，"复合于目"，其关键因素是"阴阳之要，阳密乃固"。卫气平旦从足太阳经之目内眦睛明穴始行于阳二十五周，继而夜行于阴二十五周后，"复合于目"，又交于足太阳经之目内眦之睛明穴。故周日之平旦，乃"阴平阳秘"之时，也就是说只有在"阴平阳秘"的功能态下，卫气方可实施"昼日行阳""夜行于阴"之"五十周于身"的运行，从而引申出《素问·脉要精微论》"诊法何如"之回答："诊法常以平旦，阴气未动，阳气未散，饮食未进，经脉未盛，络脉调匀，气血未乱，故乃可诊有过之脉。"由此可见，"平旦脉"是一种"阴气未乱，阳气未散"，"经脉

未盛，络脉调匀，气血未乱"的"阴平阳秘"的功能态。所以人身只有具备"平旦脉"的功能状态，即"营卫调和"的功能态，才会有"阳气出于目""复合于目"的卫气行功能。

卫气运行是有自己的会合轨迹的，而营气运行也是有自己的会合轨迹的。《灵枢·营气》云："营气之道，内谷为宝，谷入于胃，乃传之肺，流溢于中，布散于外，精专者行于经隧，常营无已，终而复始。"其表述的是营气始于手太阴，复还会于手太阴，即每一昼夜五十周大会一次。《灵枢·营卫生会》云："人受气于谷，谷入于胃以传于肺，五脏六腑皆以受气，其清者为营，浊者为卫，营在脉中，卫在脉外，营周不休，五十而复大会，阴阳相贯，如环无端""夜半而大会。"其表述了营卫在运行过程中，虽然有"阴阳异位"的运行轨迹，但二者是相互贯通而不断地交会。即营卫二气每日夜半则大会于手太阴。张景岳在《类经》中，有"虽卫主气而在外，然亦何尝无血"，"营主气而在内，然亦何尝无气"之问？继而有"营中未必无卫，卫中未必无营，但行于内者便谓之营，行于外者便谓之卫，此人身阴阳交感之道，分之则二，合之则一而已"之解。这说明虽然营气的运行轨迹主要在脉内，卫气的运行轨迹主要在脉外，但营卫分行，尚不断地交会，非止于每日夜半大会于手太阴。

"人受气于谷，谷入于胃以传于肺，五脏六腑皆以受气，其清者为营，浊者为卫。"同理，药之入于胃，五脏六腑亦皆以受气。桂枝汤由桂枝甘草、芍药甘草汤，合生姜、大枣组成。举凡桂枝甘草汤，方中桂枝味辛，甘草味甘，二药合用，乃辛甘化阳之伍，故有化气行卫之功；芍药甘草汤，方中芍药味酸，甘草味甘，二药合用，乃酸甘化阴之伍，故有生血行营之功；大枣、生姜具酸甘辛之味，故而亦具和营卫之效。柯琴在《伤寒附翼》中，谓桂枝汤"为仲景群方之魁，乃滋阴和阳，调和营卫，解肌发汗之总方也"。尤怡的《金匮要略心典》引徐氏说，称"桂枝汤，外证得之，为解肌和营卫，内证得之，为化气和阴阳"，故而桂枝汤虽为太阳表虚证而立方，实安内攘外之良剂。张璐在《张氏医通》十六卷"祖方"中记云："阴霾四塞，非平旦之气无此开启阳和，桂枝汤原名阳旦，开启阳邪之药也。"此即桂枝汤"入于胃"，行"和营卫"而愈病之理也。

3. 从"经别一合"之机制，谈益脏通腑法的临床应用

从《灵枢·卫气行》中可知：卫气循阳经行一周，都要交足少阴经一次，且"复合于目"，交于足太阳；而"阳尽于阴"，"周于五脏"，然后"复注入肾为周"，"亦如阳行之二十五周而复合于目"。即行于夜，仍然由肾交于足太阳经。通过《灵枢·经别》可知，因经脉有足少阴于足太阳经之合，故有此脏腑相联之机制，此亦上述卫气之行经脉交接之机制了。于是有了脏腑同治之治疗法则。如对拿揉运太溪、昆仑，或针刺太溪透昆仑，有益脏通腑之功，以成调和营卫、化气通脉之效。盖因太溪乃是足少阴肾经之原穴。《灵枢·九针十二原》云："五脏有疾，当取十二原。"原，即本源，原气之意。原穴是人体原气作用集中的地方，也是脏腑原气经过和留止的部位。原穴与三焦有着密切的关系，三焦为原气的别使，可导原气于脐下肾间的动气，而输布于全身，具和内调外，宣上导下，主司着人体的气化功能，促进五脏六腑生理功能的作用。《素问·刺法论》云："肾者，作强之官，伎巧出焉，刺肾之原。"由此可知，对肾经原穴太溪施术，俾肾"作强"之功有司，卫气由阴入阳之行有序。昆仑乃足太阳脉所行为经之穴，具敷布太阳经气，通达人身之卫气，以成疏经通络，舒筋缓节之功。鉴于肾与膀胱相表里，经别之合，故临床上对拿揉运太溪昆仑，共奏培补肾元，敷布阳气之功，俾卫气行有司。此即《灵枢·脉度》"阴脉荣其脏，阳脉荣其腑，如环之无端"，"终而复始，其流溢之气，内灌五脏，外濡腠理"之谓也。作为成人推拿之收法，乃柳氏推拿传承医经学派之技艺也。故为强身祛疾必用之方及成人推拿收功之法。

4. 从跷脉阴阳相交之机制，谈交泰阴阳法的临床应用

《灵枢·脉度》云："跷脉者，少阴之别起于然骨之上……合于太阳阳跷而上，气并相还则为濡目，气不荣则目不合。"意谓阴跷脉乃足少阴肾经之别经，起于然骨下之照海穴处，上行至目内眦睛明穴，合于足太阳膀胱经之阳跷而上行，二跷之脉气相并而周旋之而泽于目。又云："跷脉有阴阳""男子数其阳，女子数其阴，当数者为经，不当数者为络也。"对此，马莳注云："男子以阳跷为经，阴跷为络；女子以阴跷为经，阳跷为络。"表述了男子以阳跷为经，而以阴跷为络视之；而女子则以阴跷为经，而以阴跷为络别之。此即"跷脉有阴阳何脉当其数"之解。张志聪注云："阴跷之脉，从足上行，应地气之上升，故女子数其阴；阴跷属目内眦，合阳跷而上行，是阳跷受阴

跷之气，复从发际而下行至足，应天气之下降，故男子属其阳。"

综上所述，足少阴太阳与跷脉的关系甚密，阴跷阳跷主通阴阳，血气从下而上交于目，目者，生命之门也。《灵枢·根结》称睛明穴为命门。若阳跷之气盛，则目瞋而不得闭，阴跷之气盛，则目瞑而不得开。故《难经·二十九难》有"阳跷为病，阴缓而阳急"，"阴跷为病，阳缓而阴急"之论。盖因跷脉有濡眼，司眼睑开合和下肢运动的功能。故阴跷、阳跷二脉异常，致肢体失捷，乃至阳跷为病不寐，阴跷为病不寤之候。或阴阳气不相顺接，气机逆乱而成厥逆，及癫、狂、痫、郁诸候。故交泰阴跷、阳跷二脉，使二脉"合于目"之功有司，则为上述疾病临证之治疗大法。于是临证有对申脉、照海施术之法。"阳跷脉者，起于足中"，即申脉穴处，乃足太阳经与阳跷脉之交会穴，故又名阳跷，具通达阳气之功，以升为主；"阴跷脉者，亦起于跟中"，即照海穴处，乃足少阴肾经与阳跷脉之交会穴，故又名阴跷，具顾护阴气，以降为要。故对二穴施术，或针之，或灸之，或推拿之，以成阴阳交泰，营卫得和，升降有序，开合有司，而诸候得解。尚可辅以对昆仑、太溪施术，此对穴之用，取太溪辅照海顾护阴气，昆仑辅申脉通达阳气。其理，诚如《素问·生气通天论》所云："阴者，藏精而起亟也；阳者，卫外而为固也。"亦即《素问·阴阳应象大论》"阴在内，阳之守也；阳在外，阴之使也"之谓也。

《黄帝内经》"水俞五十七穴"的解读

——浅谈中医外治法在水病中的应用

"水俞五十七穴"一词，首见于《素问·气穴论》，意谓治疗水病的五十七个俞穴的总称。该篇又云："水俞在诸分。"水属阴，多在肉理诸分之间，故治水当取诸阴分，而治水有刺五十七穴之论。在《黄帝内经》数篇中均有详尽的表述，是中医外治法在肾病治疗学中重要的组成部分。故解读其奥蕴并用于临床，是一个值得研究的课题。今就经年之研用，作一简介。

一、"水俞五十七穴"的解读

（一）《素问·气穴论》

脏俞①五十穴，腑俞②七十二穴，热俞③五十九穴，水俞④五十七穴。头上五行⑤，行五，五五二十五穴。中膂两傍各五⑥，凡十穴。大椎上两傍各一⑦，凡二穴。目瞳子浮白二穴⑧，两髀厌分中二穴⑨，犊鼻二穴，耳中多所闻二穴⑩，眉本二穴⑪，完骨二穴，项中央一穴⑫，枕骨二穴⑬，上关二穴，大迎二穴，下关二穴，天柱二穴，巨虚上下廉四穴⑭曲牙二穴⑮，天突一穴，天府二穴，天牖二穴，扶突二穴，天窗二穴，肩解二穴⑯，关元一穴，委阳二穴，肩贞二穴，瘖门⑰一穴，齐一穴⑱，胸俞十二穴⑲，背俞二穴⑳，膺俞十二穴㉑，分肉二穴㉒，踝上横二穴㉓，阴阳跷四穴㉔。水俞在诸分，热俞在气穴，寒热俞在两骸厌中二穴㉕，大禁二十五㉖，在天府下五寸。凡三百六十五穴，针之所由行也㉗。

本文表述了人体"脏俞""腑俞""热俞""水俞"等 365 个穴位的分布概

况及经穴数，并强调指出"水俞在诸分，热俞在气穴"。由此可见诸俞在经穴中的地位。

1. 词解

①脏俞：脏，即五脏，心、肝、脾、肺、肾五脏。输，通腧。如《难经》云："十二经皆以输为原也。"意谓五脏六腑之输。腧，为"腧穴"的简称。如《灵枢·九针十二原》云："五脏五腧，五五二十五腧；六腑六腧，六六三十六腧。"俞，通腧。其义有四：其一，人体穴位的总称；其二，指井、荥、输、经、合五输穴之腧穴；其三，指人体背部的穴位；其四，指人体的某些部位。而此处之俞，即五输穴，井、荥、输、经、合五输，非背俞也。每脏各有五穴，为二十五穴，左右相加，共五十穴。

②腑俞：腑，即六腑，大肠、小肠、胃、膀胱、三焦、胆六腑。俞，即五俞合原穴，井、荥、输、原、经、合诸俞穴。每腑各有六穴，六腑共三十六穴，左右相加，共七十二穴。

③热俞：指治热病的腧穴，共五十九个腧穴（详见《素问·水热穴论》）。

④水俞：指治水病的腧穴，共五十七个腧穴（详见《素问·骨空论》）。

⑤行：量词，即行列。

⑥中膂两旁各五：膂，脊骨。中膂两傍，指脊椎两旁各开一寸五分处，两旁各五。五，指足太阳经的五脏俞。

⑦大椎上两傍各一：即大杼穴。

⑧目瞳子浮白二穴：即瞳子髎、浮白二穴。

⑨两髀厌分中二穴：即环跳穴。

⑩耳中多所闻二穴：即听宫穴。

⑪眉本二穴：即攒竹穴。

⑫项中央一穴：即风府穴。

⑬枕骨二穴：即窍阴穴。因其位于枕骨部，故又名枕骨穴。

⑭巨虚上下廉四穴：即上巨虚、下巨虚穴。

⑮曲牙二穴：即颊车穴。

⑯肩解二穴：即肩井穴。

⑰瘖门：瘖，同喑，哑义，不能说话。瘖门，即哑门穴。

⑱齐：通"脐"，指神阙穴。

⑲ 胸俞十二穴：指俞府、彧中、神藏、灵墟、神封、步廊，左右共十二穴。

⑳ 背俞二穴：王冰、马莳、张景岳、吴崑认为是大杼穴，张志聪、高世栻认为是膈俞穴。因前已提及大杼穴，故从张志聪、高世栻注。

㉑ 膺俞十二穴：指云门、中府、周荣、胸乡、天溪、食窦，左右共十二穴。

㉒ 分肉二穴：阳辅穴。

㉓ 踝上横二穴：即解溪穴。

㉔ 阴阳跷四穴：阴跷指照海穴，阳跷指申脉穴，左右共四穴。

㉕ 两骸厌中二穴：骸，骨或特指胫骨。厌，张景岳谓足少阳阳关穴也；吴崑、张志聪作阳陵泉；高世栻作环跳穴。

㉖ 大禁二十五：大禁，指五里穴；二十五，指针刺二十五次。意指五里穴不可针刺至二十五次。张志聪谓"大禁二十五，谓禁二十五刺也。"

㉗ 凡三百六十五穴，针之所由行也：以上三百六十五穴，就是针刺时所选出的穴位。

2. 句读

①气穴论：气穴，即腧穴，亦称孔穴，为经脉之气输注之处，故称气穴。对此，张志聪有"穴乃气之所注，故曰气穴。而不论及于经脉也，所谓气穴所在之处"之论；吴崑有"人身孔穴，皆气所居，故曰气穴"之同论。该篇论及三百六十五个腧穴的分布情况，及"脏俞""腑俞""热俞""水俞"之穴数。故篇名"气穴论"。

②水俞五十七穴：语出《气穴论》《骨空论》，而在《水热穴论》中有"水俞五十七处""肾俞五十七穴"之名；而《灵枢·四时气》名为"五十七痏"。五十七穴的分布情况为：尻上五行行五；伏菟上两行行五；左右各一行，行五；踝上各一行，行六穴。

③水俞在诸分：指治疗水病的五十七穴，皆在诸经分肉之间。

（二）《素问·骨空论》

水俞五十七穴者：尻上五行，行五；伏菟上两行，行五；左右各一行，行五；踝上各一行，行六穴。

本文表述了治疗水病的 57 个腧穴的部位。因人体周身骨节之间有空（孔），故以"骨空"名篇。

1. 词解

①尻：屁股。

②伏菟上：菟，通"兔"。伏菟上指腹部两侧。

2. 句读

①尻上五行，行五：尻者，尾骶部也。

其一，脊背当中，督脉之所循。脊中（第 11 胸椎棘突下凹陷中，俯卧取之）、悬枢（第 1 腰椎棘突下凹陷中，俯卧取之）、命门（第 2 腰椎棘突下凹陷中，俯卧取之）、腰俞（第 4 骶椎下，骶管裂孔中，俯卧取之）、长强（俯卧，于尾骨尖端与肛门中点取之）。共五穴。

其二，夹督脉两旁足太阳之所循。有大肠俞（第 4 腰椎棘突下，腰阳关旁开 1.5 寸）、小肠俞（平第 1 骶后孔，督脉旁开 1.5 寸处）、膀胱俞（平第 2 骶后孔，督脉旁开 1.5 寸处）、中膂俞（平第 3 骶后孔，督脉旁开 1.5 寸处）、白环俞（平第 4 骶后孔，督脉旁开 1.5 寸处）。左右共十穴。

其三，次夹督脉两旁足太阳脉之所循。有胃仓（平第 12 胸椎棘突下，督脉旁开 3 寸处）、肓门（平第 1 腰椎棘突下，督脉旁开 3 寸处）、志室（平第 2 腰椎棘突下，督脉旁开 3 寸处）、胞肓（平第 2 骶孔，督脉旁开 3 寸处）、秩边（胞肓下方，腰俞旁开 3 寸处），左右共十穴。

于是，"尻上五行，行五"。共二十五穴。

②伏菟上两行，行五；左右各一行，行五：伏菟穴在大腿前上方。"伏菟上"，当指腹部两侧腧穴，侠腹中任脉线两旁。

其一，为冲脉与足少阴交会之穴，有中注（脐下 1 寸，前正中线旁开 0.5 寸）、四满（脐下 2 寸，前正中线旁开 0.5 寸）、气穴（脐下 3 寸，前正中线旁开 0.5 寸）、大赫（脐下 4 寸，前正中线旁开 0.5 寸）、横骨（脐下 5 寸，前正中线旁开 0.5 寸）。左右共十穴。

其二，为次夹任脉、足少阴之旁足阳明经穴，有外陵（脐下 1 寸，前正中线旁开 2 寸）、大巨（脐下 2 寸，前正中线旁开 2 寸）、水道（脐下 3 寸，前正中线旁开 2 寸）、归来（脐下 4 寸，前正中线旁开 2 寸）、气冲（脐下 5 寸，前正中线旁开 2 寸）。左右共十穴。

于是，"伏菟上两行，行五"，共二十穴。

踝上各一行，行六穴：足内踝之上，均为足少阴经脉之所循。有足少阴之络穴大钟（太溪穴下 0.5 寸，跟腱内缘），有八脉交会穴之一的足少阴脉通于阴跷脉之照海（内踝下缘凹陷中），足少阴之经穴复溜（太溪穴上 2 寸），足少阴之合穴阴谷（腘窝内侧，与委中相平，当半腱肌腱与半膜肌腱之间），有为阴跷脉之郄穴交信（复溜穴前约 0.5 寸），尝有足少阴脉通于阴维脉之郄穴筑宾（太溪穴上 5 寸，在太溪与阴谷连线上）。

于是"踝上各一行，行六穴"，每侧六穴，左右共十二穴。

盖因治疗水病的五十七穴，都隐藏在人体下部或较深的络脉之中，易留邪于脉络之处。故《素问·水热穴论》有"凡此五十七穴者，皆脏之阴络，水之所客也"之论。故"凡此五十七穴者"，皆治疗水病所取之穴也。

（三）《素问·水热穴论》

黄帝问曰：少阴何以主肾？肾何以主水？岐伯对曰：肾者，至阴也；至阴者，盛水也。肺者，太阴也。少阴者，冬脉也。故其本在肾，其末在肺，皆积水也。帝曰：肾何以能聚水而生病？岐伯曰：肾者，胃之关也，关门不利，故聚水而从其类也。上下溢于皮肤，故为胕肿。胕肿者，聚水而生病也。帝曰：诸水皆生于肾乎？岐伯曰：肾者，牝藏也。地气上者，属于肾而生水液也，故曰至阴。勇而劳甚，则肾汗出；肾汗出逢于风，内不得入于藏府，外不得越于皮肤，客于玄府，行于皮里，传为胕肿。本之于肾，名曰风水。所谓玄府者，汗空也。

本文以"积水"，"其本在肾，其末在肺"；"聚水"，因"肾者，胃之关也，关门不利"；"风水"，其成因，"本于肾"，从而表述了"肾何以主水"之由。

1. 词解

①至阴：至，极也。阴者，谓寒也。至阴，阴之盛也。张景岳注云："肾应北方之气，其藏居下，故曰至阴。"

②牝：此谓雌性，属性跟"牡"相对。

③皮里：指皮肤。

2. 句读

①少阴何以主肾；肾何以主水：肾为足少阴经，其脏属水，故谓之。

②其本在肾，其末在肺，皆积水也：肾应北方之气，其藏居下，故曰至阴；水旺于冬而肾主之，故曰盛水。肺为手太阴经属金，肾为足少阴经属水。足少阴经脉从肾上贯胸膈入肺中，故肾邪上逆，则水客于肺，此即肾为主水之脏，肺为水之上源之谓。故病水者，"其本在肾，其末在肺"。

③肾者，胃之关也，关门不利，故聚水而从其类也：关者，门户要会之处，所以司启闭出入也。肾主下焦，开窍于二阴，水谷入胃，经气化之后，残废水凝，清者由前阴而出，浊者由后阴而出。肾气化则二阴通，不化则二阴闭，肾气壮则二阴调，肾气虚则二阴不禁，故曰"肾者胃之关也。"肾气虚，下焦决渎失司，关门不利，水不洁流则聚水，总因肾败，故曰"聚水而从其类"。

④胕肿者，聚水而生病也：肌肤浮肿曰胕肿。脾主肌肉，足太阴脾土也。肾气虚下焦决渎失司，中焦水湿聚之，故寒水侮之，反聚水而成病；皮肤者，肺之合，水聚于下，反溢于上，故肿胀于皮肤之间，亦聚水而成病。

⑤本之肾，名曰风水：玄府者，又名鬼门，汗孔也。肾司气化，水谷之精微上输于肺，以泽皮毛。若汗出遇风，客于玄府，则毛窍闭塞而发胕肿，称为"风水"，故曰"本于肾"。

帝曰：水俞五十七处者，是何主也？岐伯曰：肾俞五十七穴，积阴之所聚也，水所从出入也。尻上五行、行五者，此肾俞。故水病下为胕肿大腹，上为喘呼、不得卧者，标本俱病[①]。故肺为喘呼，肾为水肿，肺为逆不得卧，分为相输。俱受者，水气之所留也。伏菟上各二行、行五者，此肾之街也。三阴之所交结于脚也。踝上各一行、行六者，此肾脉之下行也，名曰太冲。凡五十七穴者，皆藏之阴络，水之所客也。

本文表述了水俞五十七穴临床应用的机制。

1. 词解

①标本俱病：标，指肺；本，指肾。标本俱病，意指肺肾俱病。

②分为相输：水病分为不同的临床表现。肾为水肿，肺为逆不得卧，故言"分为"。相输，相互影响的意思。分为相输，是说肺与肾病变后的表现各不相同，但二者之间同是气化失司，水邪滞留为患，相互影响着。

③街：要冲，大道。

④阴络：阴气所行之络脉。

2. 句读

①肾俞五十七穴，积阴之所聚也，水所从出入也：肾俞五十七穴，并非肾经的俞穴，盖因"水者，循津液而流也；肾者，水藏也，主津液"（《素问·逆调论》），故水俞五十七处，称"肾俞五十七穴"，而成为阴气所积聚的地方，也是水液从此出入的地方。

②肺为喘呼，肾为水肿，肺为逆不得卧，分为相输：乃承上文"水病下为胕肿大腹，上为喘呼、不得卧，标本俱病"而有此论。诚如《素问·逆调论》所云："不得卧，卧则喘者，是水气客也；夫水者，循津液而流也；肾者，水藏也，主津液，主卧与喘也。"于是，分为相互影响的肺与肾的病变。

③此肾之街也：此皆水气往来的道路，故为肾之街。

④此肾脉之下行也，名曰太冲：踝上六穴，皆足少阴肾经之穴，肾经并冲脉下行于足，合而盛大，故曰太冲。

⑤凡五十七穴者，皆藏之阴络，水之所客也：盖此五十七穴，在"孙络三百六十五穴"之内，孙络之穴会，是以络与穴为会，穴深在内，络浅在外，且胕肿者，肌肤肿也，故浅取孙络，此乃水病刺络之法也；又因此五十七穴均在足经、少腹以下至足之部位，且多为少阴肾经所主领，其在人体下部或较深的络脉之中，是水液容易停聚的地方。

（四）《灵枢·四时气》

风水肤胀为五十七痏，取皮肤之血者尽取之……徒水先取环谷下三寸，以铍针针之。已刺而筩之，而内之，入而复之，以尽其水，必坚。来缓则烦闷，来急则安静，间日一刺之，水尽乃止。

本文表述了治疗风水、水肿病之法。

1. 词解

①风水：风水，水病也，为有风有水之病。

②肤胀：皮肤肿胀。《灵枢·水胀》云："肤胀者，寒邪客于皮肤之间。"

③徒水：徒，众也。土位中央，主灌四旁，土气虚则四方之众水，反乘侮其土为水病。故徒水为有水无风之水肿病。

④铍针：据《灵枢·九针十二原》所载，九针之一，针长四寸，宽二分半，末似剑锋，用以破脓。

⑤环谷下三寸：其说有二：其一，杨上善《黄帝内经太素·杂刺》注云："环谷当是脐中也。"故"环谷下三寸"当是关元穴。其二，张景岳认为"或即是少阳之环跳"。

⑥筩：通"筒"，直也。

2. 句读

①风水肤胀为五十七痏，取皮肤之血者尽取之：因汗出遇风，毛窍闭塞，风遏水阻，聚水而为肿胀，刺五十七俞之皮肤出血。

②徒水先取环谷下三寸，以铍针针之：水肿病，先取脐下三寸之关元穴，以铍针针刺之。关元为任脉与足少阴经交会穴，尝为小肠募穴，故有益元荣任，通利三焦，促气化司决渎之功，而有利水消肿之效。或取环跳下，"踝上各一行，行六穴"，即大钟、复溜、阴谷、照海、交信、筑宾等肾经六穴。

二、"水俞五十七穴"的应用

（一）"诸水皆生于肾"

《素问·上古天真论》云："肾者主水，受五脏六腑之精而藏之。"《素问·逆调论》云："肾者水脏，主津液。"这说明肾中精气的气化功能，对于体内津液的输布和排泄、维持体内津液气化具有重要的调节作用。《素问·经脉别论》云："饮入于胃，游溢精气，上输于脾，脾气散精，上归于肺，通调水道，下输膀胱，水精四布，五经并行。合于四时五脏阴阳，揆度以为常也。"此段经文说明了在正常的生理情况下，津液的输布是通过胃的摄入、脾的运化和转输、肺的宣发和肃降、肾的蒸腾气化，以三焦为通道，输布至全身。经过气化后的津液，则化为汗液、尿液和浊气排出体外。而肾中精气的蒸腾气化，实际上主宰着整个津液输布的全过程，因为肺、脾等脏对津液的气化功能，均赖于肾中真阳的蒸腾气化功能。故《素问·水热穴论》有"诸水皆生于肾"之论。

水分清浊。清者上升，浊者下降。清中有浊，浊中有清。这说明了水液输布是一个复杂的生理过程，涉及多个脏腑的一系列生理功能，也反映了水液运行全过程中，人体内寓有一个有条不紊的水液运行系统。

脾胃通过经脉，一方面将津液"以灌四旁"和全身；另一方面将津液上输于肺，此即脾的散精功能。同时，小肠的泌别清浊的功能，与尿量有极为密切的关系。《素问·灵兰秘典论》云："小肠者，受盛之官，化物出焉。"意谓小肠居胃之下，受盛胃中水谷而分清浊，水液由此而渗入前，糟粕由此而归于后，脾气化而上升，小肠化而下降，故曰"化物出焉"。由此可见，小肠的泌别清浊功能是脾胃升降功能的具体表现。故此，饮入于胃，在中焦脾胃及小肠的作用下，将水中之精上输上焦达肺，水中之浊通过下焦而达肾。此即"中焦如沤""中焦主化"之意。

　　清中有清，清中有浊。肺主宣发和肃降，具有通腠理、司开启之功。在肺主气、司宣发的作用下，将清中之清，即水中精微物质，外达肌表，"熏肤、充身、泽毛，若雾露之溉"，即"上焦如雾""上焦主纳"之意。而残余的水液或为浊气呼出体外，或化为汗液，通过"玄府"排出体外。而清中之浊者，又在肺主肃降的作用下，通过三焦的通道而达肾，故又有"肺为水之上源"之说。

　　浊中有清，浊中有浊。通过三焦通道归肾之水，即水中之浊，清中之浊。在肾阳的蒸腾气化作用下，将浊中之清通过三焦的通路，重新上输于肺，而浊中之浊，在肾的气化作用下，生成尿液下输膀胱。《素问·灵兰秘典论》云："膀胱者，州都之官，津液藏焉，气化则能出焉。"这说明膀胱的贮尿和排尿功能又全赖肾的气化功能，所谓膀胱的气化，实际上隶属于肾的蒸腾气化功能。下焦残余的水液排出体外全赖于此，此即"下焦如渎""下焦主出"之意。

　　《素问·灵兰秘典论》云："三焦者，决渎之官，水道出焉"。决，疏通之意；渎，即沟渠之形。决渎即通调水道。鉴于三焦在经络属少阳，内联三阴，外联二阳，具有沟通水道、运行水液的作用，是水液升降出入的经路。全身水液是由肺、脾、胃、大肠、小肠、肾和膀胱等诸多脏腑的协调作用下完成的。其特点必须以三焦为通道，才能正常地升降出入。《灵枢·营卫生气》的"上焦如雾""中焦如沤""下焦如渎"，则概括了三焦是"脏腑之外，躯体之内，包罗诸脏，一腔之大腑也"。故三焦气化功能在水液气化过程中起重要的协调作用。

　　阴阳互根，阴阳之根同于肾。肾中元阳，又称命门之火，并且为少阳相火之源，故少阳之根出于肾，《灵枢·本输》有"少阳属肾"之说。元阳为全身动力的根源。《难经》称元阳"为五脏六腑之本，十二经脉之根，呼吸之门，三焦之源。"鉴于"肾主水液"主要是指肾中元阳的蒸腾气化功能，主宰着整个水液运行的全过程。而三焦又主持诸气，总司全身的气化和气机。即三焦是气化升降出入的通道，又是气化的场所。元气是人体的最根本之气，又根于肾。通过三焦而充沛于全身，故《难经·三十一难》有"三焦者，气之所终始也"之说，《难经·三十八难》有"原气之别焉，主持诸气"之说，《难经·六十六难》有"三焦者，原气之别使也。主通行三气（宗气、营气、卫气），经历五脏六腑"之说。故而，整个水液输布过程，是以"肾主水液"为核心，以三焦气化为内容构成的。

"肾主水液"是指肾脏具有主持全身"气化"功能的作用，而"下焦主出"是"肾主水液"功能的组成部分，是狭义的"肾主水液"的功能，即被脏腑组织利用后的水液（水中之浊清中之浊）以三焦通道而归于肾，经肾的气化作用分为清、浊两部分。清者，复经三焦上升，归于肺而散于全身；浊者下输膀胱，变成尿液从尿道排出体外。如此循环往复，以维持人体气化功能的正常。若症见面浮身肿、腰以下尤著、按之凹陷不起、腰肢沉重、四肢厥冷、尿少、舌质淡胖、苔白、脉小或沉迟无力者，为肾气衰微、阳不化气之证，此即《素问·水热穴论》之"诸水皆生于肾"之由也。故宗《金匮要略》"诸有水者，腰以下肿，当利小便"法，宜温肾助阳、化气行水之法。又当宗《素问·水热穴论》之"肾俞五十七穴，积阴之所聚也，水所从出入也。尻上五行，行五者，此肾俞"。督脉为阳脉之海，主持诸阳，而针刺督脉经之脊中、悬枢、命门、腰俞、长强诸穴，若"阳光普照，阴霾四散"，以冀水肿得除；取足太阳膀胱经之大肠俞、小肠俞、膀胱俞、中膂俞、白环俞及胃仓、肓门、志室、胞肓、秩边诸穴，使膀胱气化有序、胃之化源得充。故"尻上五行，行五"共二十五穴。今名"尻上五行行水刺方"。

（二）"肾者，胃之关也，关门不利，故聚水而从其类也"

《素问·水热穴论》云："肾者，胃之关也，关门不利，故聚水而从其类也。上下溢于皮肤，故为胕，胕肿者，聚水而生病也。"这说明胃阳不足，脾阳不振，"脾主为胃行其津液"功能障碍，以致水饮溢于肌肤，则为水肿，即有水无风之"徒水"。

症见身肿腰以下为重，按之凹陷不起，伴有脘腹痞闷、纳呆便溏、小便不利者，为中阳不振、健运失司、中焦失化之证。鉴于肾主水液，司气化，开窍于二阴，肾之气化通，则脾阳振，运化有司。否则肾之气化失序，脾之运化失司，二阴启闭出入不利，聚水而成水肿，故宗《素问·四时气》之"徒水先取环谷下三寸"，即针刺环跳下，"踝上各一行，行六穴"，足少阴肾经之大钟、照海、复溜、交信、筑宾、阴谷左右共十二穴，以温补肾中元阳、司气化，即"益火之源，以消阴翳"之谓也。今名"踝上六穴行水刺方"。亦可加任脉之关元穴，益肾阳、促气化，以通调水道。

（三）"其本在肾，其末在肺，皆积水也"

《灵枢·决气》云："上焦开发，宣五谷味、熏肤、充身、泽毛，若雾露之溉，是谓气。"其是指肺的宣发卫气、散布精微的作用。若风邪犯肺，肺之宣发卫气、通透腠理功能失司，毛窍闭塞不能将气化后的津液化为汗液排出体外，症见眼睑浮肿、恶寒发热、小便不利者，当以风水论治，当宗《素问·水热穴论》之"水病下为胕肿大腹，上为喘呼，不得卧者，标本俱病。故肺为喘呼，肾为水肿，肺为逆不得卧，分为相输。俱受者，水气之所留也。伏菟上各二行，行五者，此肾之街也"之论。取伏菟上腹部肾经中注、四满、气穴、大赫、横骨五穴，左右计十穴；胃经外陵、大巨、水道、归来、气冲五穴，左右计十穴，今名"伏菟上行水定喘刺"。该篇又云："三阴之所交结于脚边，踝上各一行，行六针，此肾脉之下行也，名太冲。"故取踝上足少阴肾经之"大钟、照海、复溜、交信、筑宾、阴谷六穴，左右计十二穴"。

《素问·四时气》云："风水肤胀为五十七痏，取皮肤之血尽取之……徒水先取环谷下三寸（关元）。"此即"凡五十七穴者，皆藏之阴络，水之所客也"。故《素问·水热穴论》论及"少阴何以主肾，肾何以主水"时，而有"其本在肾，其末在肺，皆积水也"的论述。故众水病，可于五十七穴扬刺之，并于关元穴灸之。

三、药物外治法在水病中的应用

《灵枢·海论》云："十二经脉者，内属于脏腑，外络于肢节。"于是在临床上，调整其内脏功能，可使体表组织器官和经络的症状消失；反之，治疗体表的经络部分，可使内脏的病变向愈。如对体表经络循行部位及经穴施以针刺术，在肾病的治疗中，具有重要的应用价值。同样在人体体表部位或穴位，施以药物外治法，同样是行之有效的治疗方法。

笔者治疗水病，在对病辨证施以内服汤剂的同时，也施以《黄帝内经》"水俞五十七刺"之针灸疗法。尝予以药物外治法，即以《金匮要略》己椒苈黄丸方，以酒、蜜等分调成软膏敷神阙（脐中），以当归芍药散方，酒、醋、蜜等分调成软膏敷命门及左右之肾俞。若肾病水肿著者，尝以逐饮方，即《伤寒论》之十枣汤合吴茱萸汤加减（人参、芫花、甘遂、大戟、椒目、白胡椒、吴茱萸等分，大枣、葱、生姜适量），捣泥成膏，每膏若铜钱大，敷双足心之涌泉穴，具益元温中、攻逐水饮之功。

后记：寄语师承工作室的同学们

　　《灵枢·禁服》有一段雷公拜师黄帝之文字，即"割臂歃血之盟"，此乃医道须传于贤者之谓也。对此，《灵枢·终始》尚有"传之后世，以血为盟，敬之者昌，慢之者亡，无道行私，必得天殃"之记载；《素问·气交变大论》有"得其人不教，是谓失道，传非其人，漫泄天宝"之语。这些均说明了良师收徒有一个很重要之医学伦理学问题，即收徒标准是有医德之人。当然现今收徒不必有"割臂歃血之盟"，然孙思邈"大医精诚"之盟，《万病回春》"医家十要"之誓，是必须具备之律条。盖因中医学乃"精光之论，大圣之业，宣明之道，通天无穷，究于无极"之学。对此，《素问·气交变大论》尚有"夫道者，上知天文，下知地理，中知人事，可以长久，此之谓也"之论。此即"通于无穷者，可以传于后世"之谓。《灵枢·官能》引《针经》曰："得其人乃传，非其人勿言。"何以知其可传？该篇以黄帝之言解之："各得其人，任之其能，故能明其事。"其又云："各得其能，方乃可行，其名乃彰；不得其人，其功不成，其师无名。故曰：得其人乃言，非其人勿传，此之谓也。"此段经文表述了弟子能彰其师之术者，方可不侮师名。

　　20世纪60年代有"名师带高徒"中医政策之实施；20世纪80年代又实施了"老中医药专家继承工作指导老师"之带徒模式；近期又在实施"名中医传承工作室"之名师带高徒政策。我认为中医学术之传承，不在形式，重在内容。实际上是要达到《黄帝内经》"以彰经术，后世益明"之传承目的。《灵枢》"师传""官能"，《素问》"疏五过论""征四失论"诸篇，均有明示。如《素问·疏五过论》黄帝与雷公之问对可以借鉴："黄帝曰：呜呼！远哉！闵闵乎若视深渊，若迎浮云，视深渊尚可测，迎浮云莫知其际。圣人之术，为万民式，论裁志意，必有法则，循经守数，按循医事，为万民副，故事有五过四德，汝知之乎？雷公避席再拜曰：臣年幼小，蒙愚以惑，不闻五过与四德，比类形名，虚引其经，心无所对。"由此可见，上古名医雷公尚且如此，而今之名师与高徒又是一种什么境界呢？以往中医传承工作败笔之处，是弟子对其师之术，正如《素问·著至教论》所云："诵而颇能解，解而未能别，别而未能明，明而未能彰。"至于在名医侧侍诊半日，或听名师一堂讲座，即称"某公弟子"，更属荒唐之事了！我伴随家父吉忱公行医达半个多世纪。于1963年又拜师牟永昌公，也没举行仪式，更没磕头、鞠躬，因蒙师长家父三岁，我叫了声"大伯"，便开始了从师生涯。朝斯夕斯，念兹在兹，凡六易寒暑，为师唯一弟子。作为二公之传人，学研二公医疗经验，进行临床报道；探讨二公之学术思想，而有《柳吉忱及其学术思想简介》《牟永昌及其学术思想简介》二文，于1995年入选《齐鲁名医学术思想荟萃》；有《果行毓德，救世济人》为文，吉忱公入选《名老中医之路续编》第一辑。几十年来，我得暇便研读二公之医案，解读之，彰其术而习用之，并着手编撰《柳吉忱诊籍纂论》《牟永昌诊籍纂论》，其后又整理家父吉忱公之四部中医经典讲稿（《内经讲稿》《伤寒论讲稿》《温病学讲稿》《本草经讲稿》），以期传承家父、蒙师之术，此即《素问·举痛论》"令言而可知，视而可见，扪而可得，令验于己而发蒙解惑"之谓也。

近几年，大家劝我成立中医传承工作室，鉴于师承是件很严肃的事情，我均以年事已高坚辞。

戊戌年季秋，肖培新老师取道青岛，特专程来莱阳探望我，再次建议我建"中医传承工作室"，并赠其甲骨文书法大作"大医鸿儒"予我。当然朋友的盛情心领了。然"大医鸿儒"这四个字，我可就承受不起了。家父吉忱公的蒙师李兰逊先生乃清末贡生业医，儒医也；我蒙师永昌公之父牟熙光先生，乃清末秀才业医，儒医也。而家父吉忱公，蒙师牟永昌公，均有私塾习国学的经历，习医又从师于儒医，故二老均是学业有成的一代名医，亦儒医也。上两代之医者，不都是"大医鸿儒"吗？而我只不过是这几位"大医鸿儒"的徒子徒孙了！这时我恍然有悟：我秉受的是两支两代的儒医之学啊！家父吉忱公"理必《黄帝内经》，法必仲景，药必《神农本草经》"之训，不正是儒医的传承之路吗？由此说来，"柳氏医学流派"是秉承一条世医的传承轨迹。于是看来，肖老师之书作寓意深远！我也感受到一种任重道远的担当，所以也就同意并让永前筹建"中医传承工作室"事宜。在此期间，我回忆从师的往事，记述之，于是结集成《柳少逸师承纪事》，以供同学们在师承中借鉴之。

"柳氏广意派小儿推拿中医药特色技术"被山东省卫生健康委员会纳入"2020 年齐鲁医派中医学术流派传承项目名单"；烟台市卫生健康委员会将"推动胶东柳氏医学流派创新发展""深入挖掘并整理推广柳氏广意派小儿推拿中医药特色技术"，纳入"2020 年全市卫生健康工作要点及分工方案"。由此可知当前中医药的传承和发展已经上升到国家及各级政府的层面。鉴于此，工作室的同学除了侍诊临床外，尚有写读书笔记、临床心得、病历分析等课目，为了提高同学们的学术水平，我又进行了学术讲座，并将我及与蔡锡英老师的学术论文，由工作室的负责人王永前在"柳少逸中医传承工作室"网上陆续发表之。除入选《柳少逸医论医话选》《蔡锡英医论医话选》的文章外，我还将有关文章分别以专题汇编了《象数医学研究发微》《经络研究发微》《肾病研究发微》等文集。余者随同我历年的国学讲记、名医评说、序及跋语，汇编成《柳少逸讲习笔录》。若说《柳少逸讲习笔录》是我"所传"的笔记，那《柳少逸师承纪事》则是我"所承"的医事实录了。或"医话"，或"发微"，或"纪事"，或"笔录"，这些我名之曰的"小册子"，不算是什么著作，其结集，意在于使同学们学习得法，传承有序，此亦"令验于己而发蒙解惑"之谓也。若你们学有所成，我此番之耕耘，也算有所获了。

今录《尚书·周官》语与同学们共勉："功崇惟志，业广惟勤"。

柳少逸

2023 年 2 月